少生病的老年

唤醒你的健康长寿基因

著——［意大利］卡米洛·里科尔迪（Camillo Ricordi）

译——杨莎

中信出版集团｜北京

图书在版编目（CIP）数据

少生病的老年：唤醒你的健康长寿基因 / （意）卡米洛·里科尔迪著；杨莎译 . -- 北京：中信出版社，2023.11
ISBN 978-7-5217-5354-7

Ⅰ . ①少… Ⅱ . ①卡… ②杨… Ⅲ . ①长寿－基本知识 Ⅳ . ① R161.7

中国国家版本馆 CIP 数据核字（2023）第 143719 号

少生病的老年：唤醒你的健康长寿基因
著者：　　　[意] 卡米洛·里科尔迪
译者：　　　杨莎
出版发行：中信出版集团股份有限公司
　　　　　（北京市朝阳区东三环北路 27 号嘉铭中心　邮编　100020）
承印者：　　北京盛通印刷股份有限公司

开本：880mm×1230mm　1/32　　印张：7.375　　　字数：210 千字
版次：2023 年 11 月第 1 版　　　　印次：2023 年 11 月第 1 次印刷
京权图字：01-2023-2997　　　　　书号：ISBN 978-7-5217-5354-7
　　　　　　　　　　　　　　　　定价：49.00 元

版权所有·侵权必究
如有印刷、装订问题，本公司负责调换。
服务热线：400-600-8099
投稿邮箱：author@citicpub.com

本书献给我的妻子王妮。

近年来，人类面临着前所未有的危机。

她始终伴我左右，激励我展望未来、不断向前、日益精进重症糖尿病和新型冠状病毒感染的高级疗法；

推动我探索疾病预防的良方和致力于健康长寿策略的研究——将"对抗疾病"转变为"健康长寿"。

专家推荐

　　本书带我们走进了一段振奋人心的旅程，引领我们去探索那令人心驰神往的、有关科学与长寿的奥秘。卡米洛·里科尔迪以科学严谨的视角，深入浅出地讲述了人类健康与地球之间密不可分的关系。他告诫世人，不良饮食习惯不仅会无情地缩短人类的预期寿命，也会对大自然和人类赖以生存的周边环境造成影响。科学面临的下一个艰巨挑战便是守护人类与地球的健康，本书令人敬佩地为此奠定了基石。

　　　　　　　　　　　——欧洲科学院里卡尔多·瓦伦蒂尼教授

　　　　　　　　　　　2007 年诺贝尔和平奖获得者成员

要充分理解卡米洛·里科尔迪展现在本书中的成就，我们断断不能忘记他来自几个世纪以来最伟大的音乐出版世家——传奇的卡萨–里科尔迪乐谱出版社。卡萨–里科尔迪出版社发行过不计其数的作品，其中包括罗西尼、多尼采蒂、贝利尼、威尔第和普契尼等著名作曲家的传世名作。出人意料的是，"离经叛道"的里科尔迪将家族无与伦比的才智悉数奉献给医学。他的"里科尔迪胰岛分离器"为人称道，他通过胰岛的采集与移植，拯救了万千受重症糖尿病之苦的患者。他精通细胞疗法、再生医学、干细胞，是一名伟大的科学家。他所创作的这本书是崭新的乐章，比伟大的歌剧还要悠远和深刻。这本书是健康长寿的密码——缓解慢性疾病带来的苦痛，逆转生物体的衰老。读一读这本书吧，它能改变你的人生……让你过上更美好的生活！

——伯纳德·西格尔律师

世界干细胞峰会再生医学基金会主席、执行董事何谓先驱者？高瞻远瞩，且落于实干之人。卡米洛·里科尔迪正是这样一位先驱者。30 多年前，他为 1 型糖尿病的治疗做出了划时代的贡献。本书汇聚真知灼见，直面医疗中的最大考验——人类随着衰老，该如何延长功能性健康[1]的时间。从生物化学内核的角度去解读，该问题的难度超乎想象。但作者用四两拨千斤的手法，为读者指了一条明路，使遥不可及的答案跃然眼前。如果你想活得健康长寿，这一定是你在任何年龄阶段都不可不读的佳作。

——巴里·西尔斯博士

《纽约时报》畅销书榜第一名《区域饮食法》（*The Zone*）作者

卡米洛·里科尔迪在本书中提及，他发现了人体内一组罕见的细胞，并将它命名为间充质干细胞（MSCs）。间充质干细胞可以有效促进组织再生，具有抗衰能力，对健康长寿有着举足轻重的影响。本书观点鲜明，所列建议翔实，能帮助人们过上健康长寿、身心愉悦的生活，是一本老少咸宜、不容错过的佳作。

——阿诺德·卡普兰博士

美国凯斯西储大学骨骼研究中心主任及生物学教授

1　美国护理学理论家马乔利·戈登（Majory Gordon）于 1987 年提出"功能性健康形态"概念，它包括健康感知和健康管理、营养与代谢、排泄、活动与运动、睡眠与休息、认知与感知、自我感知与自我概念、角色与关系、性与生殖、压力与应对以及价值与信念形态。——译者注

卡米洛·里科尔迪可谓灵感之源。这本书让我从宏观角度观察世界。人类生产和吃掉的食物不仅影响着自身的健康，还影响着环境、经济，乃至整个人类社会。人类健康长寿的潜能与地球的健康息息相关。本书观点鲜明，言之凿凿，始终致力于打破固有思维，用整体而不是孤立的方式去认知世界。一如多年前，我也曾如此醍醐灌顶，意识到地球与人类的平安喜乐一荣俱荣、一损俱损，要专注于追寻彼此的和谐共生之道。

——芭芭拉·比希纳

气候政策倡议组织全球管理总监

目录

第 1 章

治愈糖尿病的一道曙光

第 2 章

消失的长寿

第 3 章

21 世纪最糟的大流行：非健康长寿

第 4 章

播下第一颗智慧的种子：双重金字塔

第 5 章

留意，观察：不容忽视的慢性炎症

第 6 章

解码养寿饮食原则，探索理想膳食之道

第 7 章

从"对抗疾病"到"健康长寿"

第 8 章

起身奔跑吧！起码先走起来

第 9 章

延长健康预期寿命的有效对策

第 10 章

2112 年　我是卡米洛·里科尔迪

写给中国读者的信

　　致我最亲爱的中国家人、挚友、可敬的同人，以及所有正在阅读本书的读者：愿你们身心健康，长命百岁。我在意大利长大，曾在米兰大学学医。几十年间，我始终致力于人类疾病的治疗研究，辗转八方，除北美多个医疗机构外，我还与意大利、中国、瑞典、加拿大等国卓越的医疗中心进行着密切合作。在此，我真诚地希望将这本书献给所有中国读者，不仅因为我的妻子是北京人，我有许多中国的朋友和合作伙伴，更因为我满怀热忱与憧憬，希望通过分享自己的研究成果，让大家过上健康长寿的生活。

　　糖尿病和其他严重疾病的治疗已取得突破性进展，人类迎来了一个充满希冀的新时代。值此之际，我真诚地希望本书可以使目光更加聚焦于疾病预防，并让那些首次被治愈的疾病不再复发。没有疾病预防，遑论治疗与根除。作为医者，我将怀抱初心，帮助人们永葆健康，而不是等人们生病后再施以援手。

引言：可不可以不变老

　　我的父亲罹患了一种不可治愈的神经退行性疾病，在与病魔长期抗争之后，于 10 年前永远地离开了我们。饱受这种病痛折磨的当然并非家父一人。衰老的时钟嘀嗒、嘀嗒地不停摆动，将包括这种慢性退行性疾病在内的种种痛苦撒向人间。南尼·里科尔迪不过是受害者中的沧海一粟。

　　究竟是哪些因素吹响了疾病侵攻人类的号角？重中之重的是，我们能做些什么来制止或减缓 21 世纪流行病的发展？

　　世界各地的学者都在夜以继日地研究，试图解答上述问题。我所指的流行病并非仅仅是诸如新型冠状病毒感染这种严重的病毒感染性疾病，还包括困扰着 20% 人口的自身免疫性疾病。这类疾病多达上百种，其中包括 1 型糖尿病。

　　不过，最普遍的流行病是衰老所引发的各种慢性疾病。这类疾病的主要致病因素并不是与生俱来的基因，而是由恶劣环境、不良饮食、保护性物质缺乏、运动不足和其他不良生活方式所诱发的一系列因素。

　　要扭转这一趋势，需要全方位、多维度（教育、学校、工作、家庭、食品工业、环境等诸多方面）地实施预防措施。但我们可以从自身做起，通过调整生活方式改变衰老的过程。

在美国，65 岁以上的人群中超过 90% 患有至少一种退行性疾病，超过 75% 会并发两种疾病。伴随着人类非健康衰老，慢性退行性疾病日益肆虐。这并不仅仅是令美国头疼的问题，也威胁着其他国家。突如其来的新型冠状病毒感染席卷全球，我们痛心疾首地发现，传染性疾病与人类衰老的叠加可谓雪上加霜，会引发严重而复杂的并发症，带来惊人的死亡率。因此，我们可以断言，21 世纪除了新型冠状病毒感染，人类还面临着两种严重的大流行——非健康衰老与自身免疫性疾病。

过去，我们坚信现代医学能有效延长人类的寿命，提高生命质量。如今，这种信念日渐动摇。美国的警钟业已敲响，近 3 年间，美国人的预期寿命不断下滑。

我们能做些什么来力挽狂澜呢？

首先，要明确引发这种情况的原因。研究表明，遗传因素的影响仅占 20% 以下。相较而言，诸如不健康饮食、保护性物质匮乏、运动不足等不良生活方式才是导致人类随着衰老易患种种疾病的关键原因，这些疾病包括一系列重症慢性退行性疾病、病毒感染性疾病和自身免疫性疾病。

事实上，许多国际研究表明，糖尿病、心血管疾病、神经退行性疾病、自身免疫性疾病和癌症、不良饮食、不良生活方式有着千丝万缕的联系。这些研究还强调，预防这类疾病或防止这类疾病恶化的建议是一致的。

我在整个职业生涯中都奋战在抗击 1 型糖尿病的一线，而这种疾病不过是自身免疫性疾病大流行的冰山一角。百余种截然不同的自身免疫性疾病正迫害着 20% 的人口。我们通过近期的研究发现，上述疾病的风险因素与新型冠状病毒感染的致病因素有着共通之处。

对于自身免疫性疾病患者、新型冠状病毒感染重症患者、慢性肾功能不全或神经退行性疾病患者，我们为其注射干细胞来缓解炎症，调节免疫反应。这并非唯一解。怀着这种认知与·理念，我们展开了一项国际科学合作，来共同设计预防对策，预防上述疾病或起码阻止上述疾病进一步恶化。

饮食不当引起的慢性隐匿性炎症是一种不会疼痛的炎症。人类无法感知它，只能通过血液检查来发现它。这就为上文提及的三种病情——病毒感染性疾病、自身免疫性疾病和退行性疾病的发生与恶化埋下了重大隐患，如肥胖、糖尿病、心血管疾病、骨关节病和神经退行性疾病等。

诚然，近几十年来人类的寿命延长了，但人类未必是健康地老去。非健康（带病）长寿反倒是 21 世纪最严重的流行病。不过，一种新的假说逐渐走进人们的视野：如果衰老的时钟必定伴随着每况愈下的健康状况，也许我们有可能阻止衰退或缩短人类生命中最后几十年的衰退期，想办法延长寿命中健康的时间段（健康预期寿命）。

实际上，2020 年 12 月 3 日，享誉全球的科学期刊《自然》就在它的封面上阐释了一个新概念——"时光倒流"，首次质疑了"衰老是必然"的思维定式。这种崭新的假说放在几年前，恐怕只能出现在科幻小说里，或者被当作痴人说梦。

今时今日，这已不再是科幻作品。世界各地的实验室越来越关注相关问题，因为助力人类健康地老去不仅令人心驰神往，还代表任何一个现代的、负责任的社会都应该追求的远大道德目标。延长健康预期寿命不仅是为了消除那些本来能避免的苦痛与煎熬；从全球医疗经济层面，延长 1 年健康预期寿命，就能为人类节约 37 万亿美元；而延长 10 年健康预期寿命，则能节约 375 万亿美元以上。

随着基因组学和生物标志物日新月异的发展，我们已经能够识别疾病的风险因素，并设定个性化的精准医疗对策。同时，一系列成熟的对策也在日益变得规范、合理，有助于改善个体的生物学年龄（与健康预期寿命相关的年龄，不同于必然以线性方式递增的时序年龄），可以更好地评估预防策略的有效性，帮助人们重返青春或者至少减缓生物学年龄前行的脚步。

希望这本书能帮助我们更好地认识到，不健康饮食伴随着人类生活方式的演变抑制了人体保护性抗衰分子的生成，这大大抑制了人类健康预期寿命的潜能。

我将在后文详细分析非健康衰老的发展过程，并解读哪些方法可以有效帮助人类打败这个时代最严重的大流行。从健康饮食与营养，到健身、多酚、长寿因子激活剂、ω-3 脂肪酸、维生素 D_3 等，许多自然武器都可以帮助人类延长健康的生命长度。

本书预测，一些仍处于临床前研究阶段的有效选择，有朝一日将真正意义上逆转衰老的时钟，并进一步论证健康预期寿命医学（或称健康长寿医学）的未来。

来信，2112

我是卡米洛·里科尔迪，并非跟作者重名，也不是他的曾孙。这正是我本人，既是我生物学前身的进化产物，亦是我超越个人极限的最终解。

在 2112 年的今天，我已达 155 岁高龄。此时此刻的我感到前所未有地舒坦。这具再也不会衰老的躯体终于可以完整地尽情投入人类文明的长河。我广结善缘，有些朋友年事已高，有些则风华正茂。如果不是前 90 年间斗转星移的变化，我根本不敢想象还能结交如此年轻的朋友。

故事可以被设计成一个超人类版本。比如，通过接上机械部件，或在大脑中植入智能增幅器、改良夜间视力的芯片，许多想象的人类改造体就能从机能上获得"提升"。

然而，这并非真实发生的故事。现实版本是，一个也许可以被叫作"生命服务器"的存在得以发展，弥补了人体日益退化的认知能力，创造了我们称之为"其他人"的生物。这些生物因科技的过度使用而产生，我们稍后详谈，不过这是个好消息。

本书原版为我的生物学前身卡米洛·里科尔迪在 2022 年所著。通过本书，你可以观察到人类是如何走向了健康长寿的坦途，又是如何信心十足地战胜了 21 世纪的流行病。

我很荣幸，可以化身卡米洛·里科尔迪在《少生病的老年：唤醒你的健康长寿基因》原版面世 90 年后撰写这段附言。这是曾几何时的我在构思本书之际就设计好的部分，且容我暂行搁置，在末章再对此进行详尽的探讨。

纵观人类与大自然的漫长历史，今时今日所沐浴的和谐可谓前所未有。几十年来，战争、争执、误解、不满、嫉妒和暴力的蛛丝马迹俨然绝迹。这是因为"普世思维"没有一己之私。在"另一个自我"的帮助下，人类已经主宰了生命与世间万物。每个化身都有着许许多多"人类自我意识"。这些"人类自我意识"被称为"其他人"，仅仅是为区分。实际上，区分非物质意识的自我和人体意识的自我并非易事，所以我们为"另一个自我"找了个昵称——"其他人"。

最后一场战争要追溯到 2070 年左右。彼时，生物体（人类）思维黑客设法操控了外部化身的脑电波，从而向他们的"另一个自我"注入了想法，控制其行动。此举导致了一场毫无意义的暴力行为，这是只有人类才会引发的巨大灾难。然而，他们拥有的时间稍纵即逝。

这正是化身的美妙之处。化身可以去往任何地方，可以成为任何人，可以超越思想，可以在任何情况下都无拘无束、来去自如。

　　我作为 155 岁卡米洛·里科尔迪的化身，一如既往地为全世界的健康人群提供帮助。人类已然战胜了病魔，世上再无"病人"。生物学上的"另一个自我"在 20 世纪末到 21 世纪的前几十年间奉献着自己。如今，与他相比，我能更好地为更加长寿的人类提供更大的帮助。此外，我还有一个优势——永不消亡。

　　预祝你拥有愉快的阅读体验，我们末章见。严禁提前偷看末章，剧透可就没惊喜了。

卡米洛·里科尔迪的化身

第 1 章

治愈糖尿病的一道曙光

生于音乐世家，
反将毕生献给医学

正如娜塔丽亚·金兹伯格在《家庭絮语》中所述，迟暮之
年在哀悼过往的种种崩溃。殊途同归，那一刻也终将降临在我
身上。到了那时，回忆过往恐怕要比展望未来简单得多。我希
望浮现在眼前的不是悲伤的泪水，而是温暖的故事。那令人怀
念的故事始于音乐，直抵心口最柔软的部分；那令人铭记的故
事终于医学，在医学的世界里唤醒了真正炙热的生命。

乔凡尼·里科尔迪

我的故事始于 1808 年 1 月 16 日。诚然，这并非我个人
而是整个家族的故事。这一天，乔凡尼·里科尔迪和雕刻师菲

利斯·费斯塔在米兰创立了卡萨－里科尔迪，在成立之初的文件中将其定位为"乐谱印刷馆"。然而，两人间的默契稍纵即逝。短短 6 个月后，费斯塔就离开了公司。所幸，乔凡尼的热情和创业天赋使卡萨－里科尔迪得以存续，后世才迎来了这家享誉意大利甚至世界音乐界的发行公司。

乔凡尼在职业生涯中立下了赫赫战功。其中为人所津津乐道的便要数他与作曲家威尔第的合作了。二人在 1842 年的合作使里科尔迪出版公司名声大噪。彼时，里科尔迪公司已经与罗西尼、多尼采蒂、贝利尼这样的知名作曲家建立了密切的合作。几年后，意大利独立战争中的第一场爆发了。除了音乐，乔凡尼跟《纳布科》之父威尔第在其他方面——意大利独立的强烈愿景，也有着心照不宣的默契。事实上，在 1908 年卡萨－里科尔迪的百年纪念日，政客将卡萨－里科尔迪称为"意大利复兴运动的原声大碟"。正是这场运动建立了意大利王国。

蒂托·里科尔迪

乔凡尼在 68 岁时与世长辞。拥有远大政治抱负的蒂托子承父业。1871 年，罗马成为意大利王国的首都，蒂托随即决定将卡萨－里科尔迪公司迁到罗马。那是一个经济危机席卷各行各业的年代，蒂托甚至开始考虑卖掉自己的公司。最终他咬牙坚持了下来，将卡萨－里科尔迪的重中之重转移到著作权保护上。那也是一个盗版音乐作品猖獗的年代，蒂托及其子朱利奥·里科尔迪都竭尽毕生所能，致力于版权保护法规的引进和建设。二人的努力水滴石穿，终于在 1865 年促成了著作权法的建立。

朱利奥·里科尔迪

1888 年蒂托辞世，朱利奥接管了卡萨－里科尔迪。这家 80 年前诞生的小小乐谱复印店，如今摇身一变，成为整个国际市场予以高度评价的音乐出版公司。作为创始人之一，朱利奥将卡萨－里科尔迪带到了荣耀之巅。他开设了新的分部，与年事已高的音乐天才威尔第和冉冉升起的新星普契尼展开密切的合作。1910 年，卡萨－里科尔迪将许多自有歌剧作品搬上了斯卡拉大剧院的舞台。

蒂托二世·里科尔迪

朱利奥在 72 岁时逝世，其长子蒂托二世接管了卡萨－里科尔迪。蒂托二世在父亲去世前便已涉足家族企业，不过这对父子始终分歧重重。生于 19 世纪的朱利奥难以接受世界惊天动地的飞速转变；蒂托二世则恰恰相反，他以开放的态度迎接变化，希望大展拳脚，尽快在卡萨－里科尔迪践行一系列商业战略变革。然而，其父亲朱利奥指控他在成本与利润的评估上存在疏忽，父子俩大动干戈，朱利奥甚至禁止儿子使用公司账户。蒂托二世被权力的欲望蒙蔽了双眼，决心孤注一掷、投身电影业。天不遂人愿，第一次世界大战的爆发让蒂托二世的电影梦破碎了。由于经济困难，蒂托二世被迫辞去了职务。

南尼·里科尔迪

从 1919 年蒂托二世辞职到 20 世纪 50 年代末，卡萨－里科尔迪险阻重重，却又一一克服。时值第一次世界大战与第二次世界大战之间，那是法西斯宣传和审查横行的年代，也是属于前卫派的年代。家父南尼·里科尔迪恰恰诞生在这段时期。南尼引领了一个时代的变革，使公司转型成股份制。

一个多世纪以来，卡萨－里科尔迪始终致力于古典音乐的制作。1958 年，名为"里科尔迪唱片"的流行音乐分部成立，听众开始关注被称为创作歌手的年轻音乐家——他们令现代音乐焕发了新的生机。这些年间涌现出一批青年才俊，比如卢西奥·巴提斯蒂、吉诺·波利、奥尔内拉·瓦诺尼（意大利音乐"第一夫人"）、路易吉·滕科、塞尔焦·恩德里戈、乔治·加贝尔、恩佐·贾纳奇等人。彼时，恰逢我这个离经叛道之人——卡米洛·里科尔迪来到人世。

离经叛道之我

纷繁复杂、浩瀚无际、深不可测——这是杰克·凯鲁亚克（"垮掉的一代"代表作家）对纽约的诠释。1957 年 4 月 1 日，我出生在这座城市。愚人节似乎是个机会，又仿佛一个玩笑，为我的未来开辟了一条与众不同的道路。事情要追溯到父亲与弗兰科·科隆巴一起在纽约开设里科尔迪办公区的时候。那时，美国唱片行业要比意大利领先许多。父亲正在与水星唱片（美国最大的唱片公司之一）展开合作，打算建立一家合资企业，将里科尔迪的业务拓展到意大利的黑胶唱片领域。

为我洗礼，然后拥我入怀的是双亲的两位挚友——伦纳德·伯恩斯坦（音乐家）和厄尔·麦格拉思（唱片公司高管）。在成长的过程中，我身边始终环绕着艺术界的大人物，比如玛丽亚·卡拉斯、卢奇诺·维斯康蒂、哈里森·福特、米克·贾格尔这样的业内奇才。得此殊荣，原因主要在于当时被称为"里科尔迪会客厅"的家庭传统。这一活动会邀请形形色色的艺术家前来一叙。大家齐聚一堂，抵掌而谈。时间通常设置在斯卡拉大剧院首演后，来自世界各地的演员、音乐家、指挥家、歌手和艺术家会大晚上"入侵"我家，当然，这是种令人心旷神怡的"入侵"。

在这些性格各异的才子佳人中，对我影响最大的便是我两位教父中的一位——厄尔·麦格拉思。如果说伦纳德·伯恩斯坦从某种意义上代表着卡萨－里科尔迪创立伊始所追寻的经典传统，那么厄尔·麦格拉思则开创和引领了整个摇滚时代，这属实令我心驰神往。

作为一名备受赞誉的音乐制作人，厄尔与大西洋唱片签署了 AC/DC 乐队的第一份合约，后来又成为滚石乐队的经理。

他代表着与我所处的时代更亲近的文化，诠释了我们那一代人张开双臂热切迎接的巨大改变。不过，即使从小在录音室长大，我也从未想过走上音乐这条职业道路。在不久的未来，指引我走向离经叛道之途的另有其人。那个深藏不露的高人在聚光灯照射不到的位置。

埃米利奥·法基尼

"如果太阳跟这颗橙子一样大，那地球有多大，离这颗橙子又有多远呢？"为了激发我的好奇心，外祖父埃米利奥·法基尼常常抛给我千奇百怪的问题，这只是其中的一个问题。他拥有三个学位，分别是工程学学位、物理学学位、医学学位；同时，他还是一名发明家。不过，外祖父发明的作品应用率相对有限，他只喜欢研发那些自己感兴趣的东西。比如，他发明过一个拉直铁丝的方法，并在弗留利地区的葡萄园里用上了这些铁丝。他对穿着打扮兴味索然，送我的唯一礼物是一把微积分计算尺。他还仔仔细细地教我如何使用那把奇妙的尺子。不过，他激发了我独有的论证体系，赋予了我科学家不可或缺的基本特质——好奇心。

我向来不是模范学生，只有学习成绩还说得过去。幸得历史老师奇科洛教授的斡旋，我才得以参加高中毕业考试。我成绩优异，但行为表现不尽如人意，甚至差点失去理科入学考试（等同于 SAT）资格，这是高中毕业和考取大学、深造天体物理学的必经之路。那是 20 世纪 70 年代，由于接连不断的罢工、校园占领和学生抗议运动，我们待在家里的时间比在教室里还要长。因此，我开始自行旁听大学的讲座。比起母校米兰卡尼奥拉路第八中学的课程，这些大学讲座大大加深了我对学科的理解。

那时，我醉心于探索神秘的未知宇宙。学期考核收集了众多论文题材，而我偏偏写了一篇关于宇宙背景辐射的论文，呼应宇宙诞生之初的那场大爆炸。校领导和教授满脸写着不想让我过关。万幸的是，我以优异的成绩——满分 60 分通过了期末考试。这次考试让我在接下来的选择中拥有了足够的自由，我可以探索千奇百怪的机会，学习任何一门自己感兴趣的课程。

机缘巧合的是，我用整个夏天读完了一本书，并以此为契机，将未来的方向从天体物理学彻底转变成医学。那本书是诺贝尔奖得主约翰·埃克尔斯所撰写的《理解大脑》。作者是神经生理学的奠基人之一，这门学科是生理学的一个分支，专门研究神经元网络。

我特别痴迷于一个想法，那就是挖掘人类大脑的潜能，攻克各式各样依托智力表现的领域，比如提高学习能力、加强记忆力、增加疼痛阈值、减轻劳累感之类的。于是，我决心背弃 200 多年的家族传承，单枪匹马地闯进医学院。

我在米兰的一家神经科学研究中心做了 2 年科研，渐渐意识到意大利那些年在相应领域的研究不及约翰·埃克尔斯在书中提到的那样先进。另外，在临床前模型中研究帕金森病患者的神经回路对我来说似乎有些意犹未尽。直到有一天，我与吉多·波扎教授相遇了。这位来自意大利糖尿病研究中心的科学家说服我改变了研究方向。那时，波扎是米兰圣拉斐尔研究所内科与糖尿病科负责人。他建议我起码花上 1 年时间去好好学习内科，而不要把全部精力投入大脑的研究中，毕竟我终究要考取医学学位。虽然我不是百分百信服，但我听从了他的建议，最终也顺利从医学院毕业。毕业论文的方向是糖尿病并发症。

那时，我依然不认为自己会选择糖尿病作为未来的研究方向。天有不测风云，我的小表妹塞雷娜罹患 1 型糖尿病，这场悲剧彻底改变了我的想法。我痛定思痛，决意致力于根治这种疾病。既然 1 型糖尿病导致自身免疫过程破坏了一些细胞，那么我就来移植那些可以生成胰岛素的细胞。

何为糖尿病

糖尿病是胰岛素分泌功能丧失或失常引起代谢发生变化的一种疾病。简单来讲，糖尿病是胰岛素分泌不足导致的，胰岛素是一种调节血糖水平的激素。

糖尿病可以分成两种主要的亚型：1 型糖尿病可于任意年龄发作，但通常发生在童年或青年时期；2 型糖尿病则多发于成人和其他非健康衰老所引发的疾病一样，2型糖尿病主要由不健康的饮食和生活方式引发。而1型糖尿病则是一种"自身免疫"紊乱疾病，或免疫系统开始攻击自身细胞与组织的免疫系统反应疾病。1型糖尿病患者的免疫系统会有针对性地攻击B细胞，B细胞是胰岛（朗格汉斯岛）中负责分泌胰岛素的细胞。该细胞一经破坏，便会抑制一种激素的生成。这种激素可以调节糖从血液输送到人体组织的过程，这便是糖转化为能量的过程。

迄今为止，治疗1型糖尿病的方法都基于为患者补充不可或缺的胰岛素。遗憾的是，胰岛素不能治愈糖尿病，它只是创可贴，而那道伤口永远也无法愈合。糖尿病依然是一种可怕的疾病。患者需要持续不断地监测血液中的葡萄糖水平（血糖），通过频繁的胰岛素注射和胰岛素泵的使用实现胰岛素疗法，进行必要的调节。这种疾病还会加速患者的衰老，缩短他们的健康预期寿命。

胰岛素治疗仍不足以预防糖尿病的一系列并发症，不管是急性并发症还是慢性并发症。严重的低血糖这种急性并发症发作，会让人晕厥甚至死亡。而慢性并发症则会导致人体器官及组织出现损伤。

自1921年胰岛素被发现以来，人世又经历了100余年风雨。随着时间的推移，科学研发有了日新月异的进展，治疗方法也逐渐完善。然而，糖尿病依旧属于一种研究进展极为缓

里程碑式的研究进展。

在 2021 年的春天，老友安东尼·贾普尔博士联系了我，他是我进行糖尿病研究的有力支持者。他告诉我，佐治亚理工学院、密苏里大学和哈佛大学的学者一起完成了一项非凡的成果。他们研发了一种新技术，可以让患者在不长期服用抗排斥药物的前提下进行细胞核组织的移植。这项技术引入了一种临时免疫调节来提升免疫耐受性，可以让移植的胰岛长期存活。如果这项技术的实验能够达到预期效果，那么它将代表治疗糖尿病的圣杯，让我们无须采用抗排斥药物就能进行胰岛移植——无论来源是多器官捐献者的胰腺，还是诸如干细胞转化的胰岛这种取之不竭的资源。

探秘胰岛

胰岛又名"朗格汉斯岛"，由数十万个微观结构构成。微观结构包含一两千个细胞，其中就有可以分泌胰岛素的 B 细胞。这些微观结构是微型器官，有血管新生能力，有内分泌细胞和许多其他类型的细胞，包括内皮细胞、周细胞和间充质干细胞。它们呈卵形，直径一般小于半毫米。其外形似沙粒，几乎无法通过肉眼看见。即便有数十万个微观结构，胰岛也只占整个胰腺的 1%。并且一经提纯，就只剩下人类赖以为生的寥寥几滴生命之源。

胰岛移植研究要追溯到 20 世纪 70 年代。当时的目标是从人体提取胰岛，然后将它们移植到其他器官或者组织，比如肝脏，这也是胰岛移植最常见的部位。一经移植，肝脏就被打造成一个具有双重功能的器官，兼具肝脏的原有功能和胰腺的内分泌功能，就像鱼身上的肝胰腺一样。难点莫过于既要从物理结构上将这些微观结构分离、纯化，还得确保它们完好无损。

最初投身于这项研究时，我获得批准，能够使用圣拉斐尔医院尸体解剖间里的一张小桌子。那时，既没有科研经费，也没有参加相关大会的预算，甚至连寻找实验相关的必需用品都极为困难。然而，我决意坚持进行实验，并参加了奥地利因斯布鲁克附近伊格尔斯的一场会议。这是一场一年一度的大会，有志学者齐聚一堂，共同讨论胰岛移植、胰腺和人工胰岛素输送系统的进展。

那次会议让我与保罗·雷思教授结识。他来自圣路易斯华盛顿大学，是当之无愧的全球第一胰岛移植科学家。雷思建议我自费去圣路易斯华盛顿大学继续深造。后来我下定决心，带着圣拉斐尔研究所赞助的一小笔经费离开了意大利。当时（1984 年）意大利里拉对美元的汇率可谓惨不忍睹，而这笔赞助仅为每个月 715 美元。不过作为在美国出生的公民，我有资格参与美国国立卫生研究院优秀实习生奖的竞争，胜出者可以拿到一笔发放给仍在实习的青年研究员的奖金。最终，我赢

到城里最声名狼藉的社区，步向生猪屠宰场。在美国，每年有七八千万头猪被屠宰，用于生产备受喜爱的排骨和其他肉制品（顺便提一句，这类食物也属于非健康饮食）。屠夫把猪杀掉后，一般会丢掉猪胰脏。而对我来说，猪胰脏是最适合搞研究的器官，因为猪胰腺分泌的胰岛素几乎与人类的胰岛素别无二致。曾几何时，猪胰岛素被用于糖尿病的治疗。在我的设想中，这正是研究胰岛分离过程的绝佳模型。

约莫1年后，千载难逢的机会悄然而至。我清晰地记得那是一个星期五的下午，实验室收到了一个来自多器官捐赠者的胰脏。由于捐赠者离世已经好几个小时，胰脏已不再适合加工处理。当时又是星期五下午暮色降临之时，团队不得不决定将其丢弃，所有人都相继离开了实验室。在那天的最后一刻，我终于从通常用来处理生物废弃物的生物性危害垃圾桶里翻出了这个胰脏。我用实验室收集的素材组装了基本设备，然后按部就班地通过预想的方法进行了胰岛的分离和纯化。在整个过程中，我忍不住胡思乱想起来——万一结果不乐观，就别把失败的实验结果汇报给老板和导师了。次日清晨，我将从那一小块胰脏中提取的大量胰岛展示给雷思教授看。当他渐渐意识到我的方法远胜于此前他与麦克唐纳·道格拉斯工程师合作研发的老方法时，他的表情极其复杂，脸色青一阵红一阵。我心中的一块巨石也总算落了地。

几周后，圣路易斯华盛顿大学决定摒弃从前的专利产品，全力践行我的科研成果，并将整个过程升级至无菌过程。由此，这种胰岛分离法正式获得批准，开始在胰岛移植的临床试验中应用，用于治疗重度糖尿病。

我回到了意大利，希望用自己的一切回报这片给予我灵感与契机的土地，去米兰实施第一例胰岛移植手术。然而，圣拉斐尔医院的管理层担心手术失败，不敢冒这个险。他们失去了承接医学史上首次实现胰岛移植成功的机会。幸运的是，当我正苦于这项新技术的临床转化迟迟无法推进而向同僚抱怨时，匹兹堡大学移植研究所的托马斯·厄尔·斯塔兹尔教授联系了我。当我在护士台接到这通电话，听到话筒对面悠悠传来"有位斯塔兹尔医生想跟你通话"时，我差点儿激动晕了。

斯塔兹尔可不仅仅是位学者，还是一位传奇的先驱者，被誉为现代器官移植之父——第一位完成人类肝脏移植的人物。他说他与斯德哥尔摩的诺贝尔奖委员会主席卡尔·古斯塔夫·格洛斯教授进行了讨论，将我列为匹兹堡一个胰岛移植项目首选候选人。他表示希望尽快展开手术。

"你有24小时的时间思考，来决定是否愿意一周内搬到匹兹堡接受这项任务。"他如是说。而我当然欣然接受。一周后，我已然置身于匹兹堡。我的第一任妻子瓦莱丽是土生土长的圣路易斯人，她特别愿意搬回美国。于是我们俩一拍即合，带着两个年幼的女儿卡泰丽娜和埃利安娜举家搬了过来。我是在1989年12月上旬来到这座城市的。圣诞长假刚过的1990

第三章

生的长寿

2012 年 1 月 15 日，家父南尼·里科尔迪在历经与进行性核上性麻痹的长期搏斗后永远离开了我们。该病迄今无药可解。父亲辞世时已经 79 岁，然而在 60 来岁时，他的命运便已成定局。正是那时，我萌生了拍一部电影的创意。剧本的灵感既来源于自己的亲身经历，也受到了治疗联盟的启发。治疗联盟是一个非营利基金会，旨在克服在发展治疗法和促进国际合作方面所面临的障碍。电影的初衷是呼吁大众意识到，我们应更加重视疾病治疗法的发展所面临的重重挑战与阻碍，关键在于用性价比更高的治疗方法取代那些既存的昂贵疗法。这些既存疗法对于美国来说意味着一种不可持续的医疗卫生费用，

至于这部电影，我的友人德斯蒙德·蔡尔德提议将它命名为《城堡》。蔡尔德是一位传奇唱片制作人，也是治疗联盟的联合创始人。如上文所述，该项目处于搁置状态，也许永远也不会执行。然而，我们在研发治疗方法的漫漫长路上，依然要面对真真切切的监管，以及经济和制度上的阻碍。显然，我并不想探讨什么"阴谋论"，也不认为会有什么人公然反对通过可行的预防策略去推进治疗方法的发展，从而治愈乃至消除疾病，最终延长人类的健康寿命。只不过，研发"永远无法愈合伤口的创可贴"实在是让人赚得盆满钵满，这是一项能够获益上万亿美元的策略，还不是省下这么多钱。

当得知父亲确诊时，我虽然切实地了解这种疾病的病程，但从未放弃。当时，意大利和妙佑医疗国际先后展开了实验性临床试验，用干细胞去治疗肌萎缩侧索硬化和其他神经退行性疾病。然而即便竭尽全力，我也丝毫没能延缓父亲的病程，或减轻这种病痛带来的可怕后果。

在美国临床信息公示数据库搜索，可以找到二百余种间充质干细胞用于治疗神经退行性疾病的试验。不幸的是，在家父生病那段时期，只有寥寥可数的试点性尝试。当时，我试图针对其中一种仍处于建议阶段的策略进行严格而彻底的科学验证，不过这份努力并未得到任何一家机构的支持。那些年，我深刻而沉痛地明白了一个道理：如果与官方科学或具有强大学术、政治权威的团体背道而驰，就会为想要另辟蹊径、颠覆惯例的科学家带来巨大的灾难和伤害。

只要去尝试，糖尿病就能在实验小鼠身上被阻断或治愈四百余次，但从动物实验中取得的成果无法同样成功地应用到人类身上。美国食品药品监督管理局等监管机构迄今仍在以不可理喻的理由延迟这类"临床前研究"，经费也极不合理。而有工业巨头站台的人根本无力进行相关研究。

我当然同意患者的生命安全至高无上，也能理解严格限制新疗法蕴藏的潜在风险。但我想表达的并非是对包括儿童在内的全体人类注射疫苗，而是针对人类深受其苦的严重疾病积极地进行试点性临床试验，去测试可能迎来重大突破的治疗方法。试点性临床试验可以只招募极为有限的患者，比如6～12 人，每例临床试验的患者接受治疗的时间相互间隔，从而有效地观察这种新疗法可能产生的副作用，最终在合理的时间点暂停临床试验。这将是一种既不一掷千金又相对安全的解决方案，完全可以让学术和非营利机构为新疗法的发展贡献一己之力。

然而，越来越多的医生和学者放弃追寻全新的疗法或根治方案，选择浑浑噩噩地盲从"标准化治疗"。哪里有企业提供的科研赞助经费，大家就投身哪些项目。这笔收入可以让他们的实验室或临床中心获得实实在在的经济支持。医生整日披星戴月，努力减缓或试图彻底阻止疾病侵害人类的步伐，尽量避免让患者住院或陷入过于昂贵的治疗，那些与新型冠状病毒感

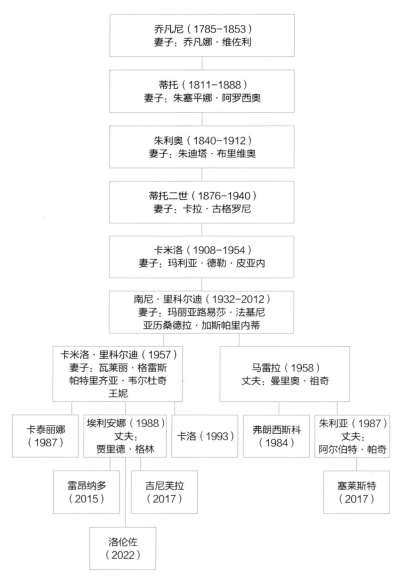

查阅完整的里科尔迪家谱：
意大利米兰布雷拉美术学院里科尔迪数字收藏馆

康预期寿命也起着举足轻重的作用。通过优化表观基因组，人类可以延缓衰老，甚至逆转生物学年龄。

沿着这个思路继续思考，我开始问自己：在自身免疫性疾病和老龄慢性退行性疾病发展前，我们能否做些什么来加以干预，从而阻止衰老的匆匆步伐，减小它对健康寿命带来的恶劣影响？如果能，那具体要从哪些方面着手呢？以非健康加速衰老为特征的疾病有很多种，糖尿病就是其中一种。从部分糖尿病患者身上观察到，如果他们在 10 岁前罹患糖尿病，那么其预期寿命将会缩短 20 岁。类似的疾病又有哪些共同之处呢？

一些关于早衰的研究显示，科学家用早衰的老鼠进行了动物实验，记录了这些啮齿类动物在数周内死亡的全过程；根据遗传模型的严重程度，它们有些能活上几个月（人类的早衰存活率通常短于 20 年）。如上文所述，我向来不是很支持动物实验。监管机构经常会发布动物实验研究的任务。但在我个人看来，这无法为人类提供有效的临床试验预测依据。科研人员在小鼠身上使用过诸多临床前治疗方法，但它们无一能够起到指导性作用。部分原因是，这种所谓的"临床前研究"使用的通常是实验小鼠或大鼠，而实验鼠不会与病毒或细菌产生什么接触，也就是生长在无病原体的设施中。因此，从某种意义上来说，这种实验缺乏现实意义，无法套用到人类身上。人类在日常生活中，免不了跟环境和生活要素产生密切的联系。这些联系势必涉及与细菌和病毒的接触、饮食引发的隐匿性炎症、

人数按 200 万新增来算，那么到了 2019 年，其增幅已高达近 900 万。

上述数据由世界卫生组织《2019 年全球卫生估计报告》公布。该报告证实，人类寿命确有延长的趋势。和 2000 年相比，2019 年每个人平均能多活 6 年，同时越来越多的人开始携带身体或心理缺陷。然而，寿命延长的势头已在美国戛然而止。在过去 3 年间，美国人的寿命不增反减。下一代的孩子比今日的父母还要短寿，也将成为不足为奇的事实。

我们的目标不仅是活得长久那么简单，而是在身心健康、能够自理的状态下延长生命。

图示中"方波"的寓意为何？它指的是永葆 30 岁青春时期的精神劲头和身体素质，活上 120 岁、150 岁，甚至 220 岁。在理想的健康长寿或称健康预期寿命的方波模型中，长寿老人直到生命的终点都处于完全健康的状态，这与过去几十年人类非健康寿命导致其身心衰退的真实情境形成了鲜明对比。

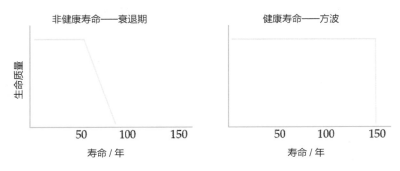

有一种现象被研究者称为"方波"——完美的矩形

在非健康长寿的案例中，65 岁以上的人中有 90% 患有一种退行性疾病，75% 则至少患有两种并发症。健康长寿医学的目标坚定不移、直指方波，希望让人类以绝对健康的状态老去。举个例子，一个活到 150 岁的人依然能跑马拉松，完成任何一种他想做的运动，开开心心地庆祝自己的 150 岁生日，然后无病无灾地离开人世。

专家将这种理想的目标称为方波，即完美的健康长寿矩形。

我们如何掌控衰老

人们口中的"寿命"，往往指代某种生物体在一段特定时长中存活的能力。不难想象，影响这段时长的因素有很多，比如基因、环境和行为。

顺着这个思路继续想，衰老指的是生物体机能逐渐衰退的现象，而寿命指的就是由一系列因素决定的时序年龄持续的长度。

大卫·辛克莱是研究衰老和长寿领域的先驱者。我有幸与上文曾提及的哈佛干细胞研究所的道格·梅尔顿教授携手。正是这位德高望重的教授慧眼识人，机缘巧合下将辛克莱从澳大利亚请到了波士顿工作，使其继续研究关于长寿因子（长寿蛋白）、衰老、延长健康预期寿命、延长高质量寿命对

流行病学转变

回顾人类的历史，我们不难发现过去的几百年迎来了人口激增。事实上，预计在未来 20 年间，65 岁以上的人口将会翻一番。医学的进步提高了防治致命性疾病的可能性；饮食、卫生条件、经济社会的发展等一系列因素则大大提高了生活质量，从而延长了人类的寿命。比如，古希腊人的预期寿命非常短暂——大约只有 25 年。

几个世纪以来，人类的寿命明显延长了。诚然，抗生素、科技和治疗方法的发展都起了重要作用，但我们也意识到在某些情况下，生活方式、营养和环境也对人的生命长度有着至关重要的影响。

我父亲被宣判只有不到 70 年的寿命，短寿并非个例。正如流行病学转变或决定人口死亡率变化的过程所证明的那样，今时今日，慢性退行性疾病是导致人类死亡的主要原因。在错误的背景下，它们也势不可当地加速了人类衰老的时钟。因此，我才说非健康长寿是 21 世纪最糟的大流行。这并非危言耸听，我对此深信不疑。

21 世纪的三大流行病

1991 年 10 月 30 日，一系列偶然因素最终孕育了"万圣节风暴",这是一场长驱直入、席卷整个大西洋的超级飓风。这场飓风是诸多负面事件叠加的结果,最终导致了美国历史上最惨烈的一场风暴。气象学家将其评价为"完美风暴"。

我定义了 21 世纪三大流行病——自身免疫性疾病、慢性衰老相关疾病和病毒性疾病。以"万圣节风暴"来类比这个世纪的人类寿命:三大流行病相遇,加上不健康的营养摄取、有害的生活方式、保护物质的缺乏以及完全不达标的锻炼水平,最终引发了一场完美的"疾病易感"风暴。

不过,这些疾病有何区别?自身免疫性疾病是由异常的免疫反应引起的,这种异常反应会导致人类的身体攻击自己的健康组织。自身免疫性疾病多达上百种,影响了 20% 的人口。相关疾病有 1 型糖尿病、多发性硬化、乳糜泻、银屑病、类风湿关节炎、溶血性自身免疫性贫血、桥本甲状腺炎、毒性弥漫性甲状腺肿、白癜风、自身免疫性肝炎、干燥综合征、皮肌炎和系统性红斑狼疮等。

心血管疾病、骨质疏松、2 型糖尿病、神经退行性疾病与自身免疫性疾病都是和年龄相关的慢性疾病,不具传染性,但普遍影响老龄人群。而病毒性疾病则截然不同,它们是由病毒引发的,且具有传染性,诸如近年来席卷全球的新型冠状病毒感染,以及艾滋病、严重急性呼吸综合征、登革热、埃博拉出血热等。

在意大利,约有 2400 万人口为衰老相关慢性疾病所困扰，这不仅会影响他们的生存质量，还会缩短其寿命。如上文提及的那样，在美国 65 岁以上的人群中，超过 90% 患有至少一种退行性疾病，超过 75% 并发两种疾病，也就是说他们承受着两种甚至更多病痛的侵扰。

在新型冠状病毒感染肆虐的这些年，人们沉痛地发现，这些本就饱受上述疾病之苦的年迈之人一旦感染新型冠状病毒，将会出现高危并发症。曾几何时，我们坚信现代医学能够延长人类的寿命（哪怕不健康）。如今，我们必须承认，美国已敲响了第一声警钟。纵观人类的发展史，此时此刻，人类的预期寿命前所未有地面临三连降，我们不得不接受下一代可能比上一代还要短寿的可能性。上文提及的所有数据都向我们证明，与非健康衰老相关的慢性退行性疾病构成了 21 世纪三大流行病之一。

此外，美国大约有 5000 万人（即总人口的 20%）正在经受百余种自身免疫性疾病的侵袭。即便这些数据令人痛心疾首，人们也很少把自身免疫性疾病当成一个值得探讨的严肃问题来看待。

非健康寿命对人口产生了重大影响。除此之外，它甚至还引发了经济不能承受之重。纵观美国的 GDP，其中 20% 都是医疗保健费用，其他的费用也大多与非健康衰老密不可分。

当自身免疫性疾病或其他衰老相关慢性疾病暴发时，患者唯一能做的就是寻求对应疗法，来减缓病情的发展、治疗相关病症。然而，我们必须扪心自问，有没有任何可能阻止这类非健康症状继续发展的办法？这些症状会大大影响生命的最后几十年，使人体严重衰退。即便不能完全预防这些病症，那么有没有可能起码延长人类的健康期，将生命的衰退期缩短呢？

2004年2月23日，连封面都能引领风潮的《时代》周刊设计了一张有名的封面，即"炎症：隐秘的杀手"。在这期《时代》周刊出版几近20年后的今日，"隐秘的杀手"依然是人类难以逾越的顽固挑战。它会致病，让人体无法有效调节炎症和免疫反应。

巴里·西尔斯（*Resolution Zone* 作者）等科学家致力于研究"隐匿性炎症"成为隐秘杀手的方法，一研究就是10余年。这种炎症会神不知鬼不觉地蚕食身体，也因此得名。它发作时不会表现出任何征兆；来得快、去得也快的急性炎症则截然不同，这种反应对人类避免感染、减轻精神和身体创伤来说至关重要。

显然，炎症有许多种，不是每种都是隐秘的。急性炎症由创口、骨折或感染性疾病如支气管肺炎引起。这时，身体会出现症状，有效反映出潜在的问题。疼痛或发热能够让人意识到身体不适，然后人们才能对症下药，比如服用抗生素治疗细菌感染，或用敷料治疗外伤。

隐匿性炎症，也就是所谓的"慢性潜伏"炎症（无可辨识的症状，只能通过抽血化验识别），十分狡猾，与营养和生活方式息息相关。患者在大部分时光里都坚信自己是健康的，毕竟没有任何症状提示着事态有变。然而，身体依旧在悄然退化，这会导致患者过早地衰老。我们每个人做出的每个选择都会影响体内的炎症反应，包括工作投入的时间、睡眠方式、饮食的好坏以及运动水平的高低。同时，也有一些与个人选择不那么相关的因素，比如压力、污染、焦虑和抑郁。上述所有变量真实地存在于我们的日常生活中，并可能导致灾难性结果，加重慢性炎症的程度，缩短人类的健康预期寿命。

当隐匿性炎症悄然发生，它会开始侵蚀人体的健康组织，而这种亚临床损伤可能导致心脏病、类风湿关节炎、1型或2型糖尿病。事实上，10岁以下就确诊1型糖尿病时，炎症早已存在于体内。对这类患者来说，女性的预期寿命会减少14～20年，男性则会减少12～18年。

慢性炎症会对人类的健康预期寿命造成诸多影响，目前的一些研究正在以此为课题，具体研判、分析相关影响。如今，我们可以进行多种检测，也能针对某些参数进行评估，比如ω-6脂肪酸和ω-3脂肪酸的替代指标。通过这些检测和评估，我们可以发现风险因子，从而让受试者做出适当改变，来阻止隐匿性炎症，避免一系列不良后果。

ω-6 脂肪酸和 ω-3 脂肪酸，
抵御炎症与衰老

　　饮食引起的慢性炎症日益成为许多退行性疾病发作和恶化的一项关键因素，比如肥胖、糖尿病、心血管疾病、骨关节疾病、神经退行性疾病、自身免疫性疾病、癌症等。正如诸多研究所呈现的那样，1 型糖尿病本质上是自身免疫性疾病，与饮食并无直接关联。普罗大众对于 1 型糖尿病的发病原因有误解。其实人之所以患 1 型糖尿病，并非因为自己摄入了太多糖，也不是因为缺乏锻炼或久坐不动，也不是因为促炎饮食和 ω-6 脂肪酸、ω-3 脂肪酸或维生素 D_3 这种保护性物质不足。然而，上述这些因素都会悄然汇聚并导向自身免疫性疾病的发作。

　　因此，我们能够假设，恰到好处的饮食和充分的保护性因素有助于预防 1 型糖尿病及其他自身免疫性疾病。从病因的角度看，成人中 80% 的 2 型糖尿病和 55% 的高血压是由超重和肥胖引起的。两种类型的糖尿病有两个共同特征，一是会加速衰老，二是引发隐匿性炎症。

　　我们正在研究哪些是可能相关的风险因素，如不良饮食、保护性物质不足、缺乏运动，以及糟糕的环境或与不良生活方式相关的因素。这些因素既可能致病，也有可能导致病情加剧。而对于自身免疫性疾病或病毒性疾病来说，同样的因素可能会导致人体无法调节炎症和自身免疫反应。以 2 型糖尿病为例，病情将导致日益严重的胰岛素抵抗。

近期研究表明，新型冠状病毒感染重症患者，与隐匿性炎症患者有着相似之处。许多被送入重症监护室的患者存有致其无法调节炎症和免疫反应的因素。因此，仔细审视 21 世纪三大流行病——自身免疫性疾病、病毒性疾病、衰老相关慢性疾病时，我们可以发现，如果早早采取得当的预防对策，就能扼杀三者共通的某些风险因素，从而阻止疾病的发作或恶化。

隐匿性炎症的真正问题在于它并非一种短期反应，无法对症下药。与之抗衡的唯一办法就是始终摄取充足的营养，追求健康的生活方式，额外摄取一些从饮食中无法直接获得的保护性补剂。

一些研究表明，对于控制炎症及炎症可能引发的疾病来说，饮食担任着一个重要的角色，而深刻认识到这一点则至关重要。隐匿性炎症长期侵蚀人体组织，会对其造成损害。正确认知并遵循合理的膳食指南不仅可以减轻炎症，还能激活和修复这些受损组织。

得当的饮食能够减轻炎症，一个显而易见的例子就是那些富含 ω-3 脂肪酸、缺乏 ω-6 脂肪酸的食物。虽然 ω-6 脂肪酸对健康来说不可或缺，但过量摄入会加剧炎症。不幸的是，近几十年来，相较于具有保护功能、可以调节炎症的 ω-3 脂肪酸，人们日常饮食中 ω-6 脂肪酸的含量反而急剧增加了。

让我详细道来，揭开这两种营养素的面纱。

ω-3 脂肪酸与 ω-6 脂肪酸同为"必需"脂肪酸，人体无法自发产生这两种物质，只能通过进食来摄取它们。二者对人的健康长寿来说都不可或缺，而维持两者间的合宜比例可谓至关重要，我们能够通过简单的抽血化验测量出两者比例的替代指标：炎症检测或 AA/EPA（花生四烯酸 / 二十碳五烯酸）检测。

如果摄取得当，ω-3 脂肪酸是生成消退素的必要条件，也有利于其生成。消退素是一种促进炎症消退的分子。对于炎症消退路径来说，EPA 和 DHA（二十二碳六烯酸）是两种最重要的 ω-3 脂肪酸。

摄入过多的 ω-6 脂肪酸，会导致 AA 大量生成，从而引发炎症。当摄取葡萄糖含量高的食物时，这一效果尤为明显。我将在后续章节中深入探讨这一点。

三文鱼、鳟鱼、坚果和亚麻籽都是富含 ω-3 脂肪酸的食物。在均衡膳食的情况下，它们对于血糖水平的控制力更佳，有助于保持胰岛功能的完整性。而玉米、葵花籽、大豆则是富含 ω-6 脂肪酸的食物，常用于精加工食品。

ω-3 脂肪酸水平低时，炎症指数就高；反之，调节性 T 细胞则会增加。它是"善良"的免疫细胞，可以帮助我们对抗过度炎症和过度免疫反应，与那些自身免疫及病毒相关疾病抗争。ω-3 脂肪酸也有助于减少辅助性 T 细胞 17；而当 ω-6 脂肪酸水平过高时，辅助性 T 细胞 17 的含量也会增加。

隐匿性炎症与全效反应

20 多年前，包括巴里·西尔斯和我在内的许多学者开始研讨"隐匿性炎症"和慢性疾病，却遭到了铺天盖地的质疑。然而，随着时间的推移，越来越多的证据开始指向这个事实，那便是某种特定的生活方式和饮食习惯会加速炎症的触发，并显著降低人类健康长寿的潜能。

为了更清晰地理解这种现象，我比较了两位受试者。他们年龄相同，饮食习惯却截然不同。一名是运动健将，而另一名是久坐不动的类型。前者倾向于摄取促炎饮食，像飓风足球队队员那样摄取食物。他们的食谱以高蛋白食物为主，如红肉和血糖指数高的快餐。后者则恰恰相反，他倾向于摄取不引发炎症的饮食，食谱主要涉及蔬菜、谷物和鱼类等食材。

下面来分析一下受试者的健康潜能。当两人到了 40 岁时，以健康预期寿命密码三大要素中的一项（体能活动 / 体育锻炼）来衡量，我有了一些发现。运动健将可谓身强体壮到几近完美的地步，然而由于长期遵循错误的膳食方法，组织再生和修复的能力降低了，他可能过早地"燃烧"了从出生以来健康预期寿命潜能的三分之二。而相对不喜欢运动的受试者则长期遵循健康、几乎纯素食的饮食方法，他拥有更强的再生能力，从而增加了健康预期寿命的长度。显然，充分或者起码适度的运动结合健康的膳食及生活方式才是上上之选，我将在下文进一步对此进行深入分析。不过，这个例子很好地反映出，经过高强度训练的强健身体未必有更好的健康状况。

实际上，运动健将根本没意识到自己的再生和修复能力正在下滑。因为他看起来那么身强力壮、生龙活虎，似乎能跨越世界上的一切阻碍，实现自己曾经设定的所有目标。

然而，如果运动健将继续遵循这种会引发炎症的饮食方案，那么等他到了 60～70 岁时，身体的再生机能很可能会消耗殆尽，并面临一系列呈现为冰山一角的慢性退行性疾病。相应地，如果不太运动的受试者继续遵循健康而均衡的饮食方法，那么到了 70 岁，依然保有三分之一以上的健康预期寿命潜能。

关于饮食对隐匿性炎症的影响这一课题，炎症研究基金会主席巴里·西尔斯当属引领世界的权威人士。炎症本身并不危险，事实上，炎症代表身体感觉到其正在承受亟待治疗和修复的损伤，从而敲响警钟。每处损伤都会导致炎症，不过，完全治愈的能力取决于一系列复杂、严格而精确的调节步骤，这些步骤构成了全效反应（Resolution Response）。

由于身体经常受损，我们必须确保全效反应永远处于巅峰水平。当全效反应的效率逐渐下滑，由损伤引发的炎症会低于

引发炎症的饮食方案

对抗炎症的饮食方案

1%　　　　　　　　　　50%　　　　　　　　　　100%

40 岁时健康预期寿命潜能

引发炎症的饮食方案

对抗炎症的饮食方案

1%　　　　　　　　　　50%　　　　　　　　　　100%

70 岁时健康预期寿命潜能

疼痛阈值，但依然会隐隐持续，最终发展成慢性炎症。

　　营养当之无愧地成为引发细胞炎症的主要原因之一。根据世界卫生组织公布的数据，全球约有 23 亿人超重或肥胖。其中，3.4 亿以上是 5～19 岁的儿童和青少年。在欧洲，近八分之一的儿童肥胖；在 2017—2018 年的意大利，约 213 万名儿童和青少年超重。

这些触目惊心的数据是由许多因素导致的。一些研究表明，家庭文化环境起了决定性作用。比如，人们更喜欢吃快餐；同时，比起营养丰富的果蔬和健康食品，快餐也更便宜。实际上，饮食未必是有意识的选择，反而往往由个人的受教育程度和经济水平决定。

在意大利，每两个人中就有一个人超重。在人们的印象中，意大利人长期遵循源远流长且健康的地中海饮食法。然而，现在意大利人摄取的食物越来越接近美国人摄取的高风险致胖食物。据预测，在未来几年的意大利，肥胖率将会进一步升高。

在发展中国家，形势更是危于累卵：过高的贫困率导致了人们不健康的饮食习惯，因为不健康的食物往往是最便宜的。如果仔细查阅上述数据，便不难注意到，非健康饮食引起的炎症对全球人口的健康长寿产生了巨大的负面影响。不仅如此，它还给医疗卫生支出造成了巨大的压力。据测算，如果人类延长一年健康预期寿命，就能获得 37 万亿美元的经济回报。因此，延长健康预期寿命不仅能让人们健康地老去，也能为全球卫生系统节省巨额的资金。

第 4 章

播下第一颗智慧的种子：

双重金字塔

非健康饮食，
人类，地球

在 20 世纪 90 年代后半期，密西西比州决定对烟草行业即所谓的一些烟草巨头提出诉讼。诉讼主旨是要求相关产业针对吸烟引发的疾病赔偿相应的医疗费用。这并非首次针对烟草巨头提起的法律诉讼；实际上，早在 20 世纪 50 年代中期就有了第一次相关法律维权行动，其对吸烟及尼古丁上瘾造成的损害提出了警告。

吸烟是致癌的主要原因之一，这俨然成为人类的共识。在未来几年，我们不排除针对某些食品行业提出集体诉讼。这些诉讼将试图让相应行业对自己造成的后果负起责任，比如造成严重的环境破坏或加速糖尿病、肥胖及神经退行性疾病恶化的行业。

巴里拉食品与营养中心基金会旨在促进更健康也更加可持续（有益健康、造福地球）的生活方式。我与该基金会希望共同组建一个多学科专家团队，对特定领域进行有针对性的专业研究。研究领域从医学扩大到经济学，从政治延展到环境。团队目标是展开深度对话，探讨并寻找促进人类与地球和平健康发展的可能解决方案。最初，咨询委员会的成员包括意大利前总理马里奥·蒙蒂和已故的教授翁贝托·韦罗内西。几个月前，我也有幸加入了这个了不起的顾问团，成员还包括气候政策倡议组织全球管理总监芭芭拉·比希纳，她被列为气候变化领域最有影响力的 20 位女性之一。此外，还有许多顶尖人才倾情加盟：丹妮尔·尼伦伯格，食品智库（Food Tank）的创始人兼总裁，食品智库是一家非营利组织，旨在对食品系统进行改革升级；米利翁·贝莱，非政府组织 MELCA-Ethiopia 的创始人兼理事，也是一名保护领域的专家；利维娅·波莫多罗，美国国家社会防卫防控中心主席及非营利组织 ISPAC 主席；加布里埃莱·里卡尔迪，那不勒斯腓特烈二世大学内分泌和代谢病学教授；格里·萨罗莱，影响力信托董事会（英国与南非）之一；里卡尔多·瓦伦蒂尼，2007 年诺贝尔和平奖获得者成员，因参与联合国政府间气候变化专门委员会展开的活动而获奖；斯特凡诺·扎马尼，约翰斯·霍普金斯大学博洛尼亚分校保罗·尼采高级国际研究学院副教授，兼任宗座社会科学院院士。

让人遗憾的是，这个不凡的国际咨询委员会近期解散了，目前其中部分人以小规模团队的形式在意大利境内运转。但我们的研究仍持续做着一项重要贡献，旨在强调非健康饮食不仅会让人类疾病缠身，还会对地球造成伤害。我们的使命是力求制定有效的营养战略，以促进疾病预防，同时确保最小程度地影响地球。

委员会现已达成的一些研究结果令人惊讶。比如，我们意识到没有一种特定的膳食方法可以预防癌症，也没有哪种膳食方法可以预防糖尿病或神经退行性疾病。然而，同样一种健康的膳食方法竟能预防所有类型的慢性退行性疾病。

此外，我们所定义的健康膳食对环境的影响恰恰是最小的。记得有一次，我们围在一张桌边共进午餐。大家基于工作组的跨学科研究促膝长谈，各抒己见。正是那时，我们灵光一闪。大家拿了张餐巾纸，将当时的观察结果画在了纸上，那是一座双重金字塔。

什么是双重金字塔

人们考虑食物对生活的影响时，关注的重点往往是身心健康和幸福长寿。然而，食物对人类生存的影响已然渗透方方面面，比如经济发展、环境变化，以及资源和社会的稳定。联合国 2030 年可持续发展议程（由 193 个联合国成员国在 2015 年达成并签署的项目规划，目标包括战胜饥饿、贫困和气候变化等）被提出 6 年后，世界上仍然有超过 6.9 亿人口无法获取充足的食物。

此外，根据预测，由于新型冠状病毒感染大流行和俄乌冲突等灾难性事件的影响，吃不饱饭的人口恐怕比上述数据显示的还要多。这些事件将在经济和社会层面导致更大的不平等，并将进一步影响本就相对脆弱的人群。

数据真真切切地告诉我们，全球每年会浪费 13 亿吨食物，然而，无论在哪个国家，超重和肥胖患者都有增无减。含有加工肉类、精制碳水化合物和添加糖的饮食方案越来越普遍。这种饮食方案易导致神经退行性疾病、心血管疾病、癌症、2 型糖尿病、自身免疫性疾病和过敏，不仅会对生活质量造成莫大影响，还会对卫生健康系统造成严重的打击，使其面临不断增加且不可持续的医疗卫生成本。

因此，我们的目标应该锁定在教育民众有意识地选择食物摄取模式。正确的饮食方式可以扭转乾坤，既能提高个人的身心健康水平、延长健康寿命，还能激励及拉动健康食品产业和农业的发展。

健康与气候的双重金字塔也称为"新双重金字塔"。它证明人类有能力追求可持续的饮食方式，使人们在确保自身健康的同时，也潜移默化地助力气候保护。它描绘了一幅崭新的蓝图，指引我们选择既健康又能促进环境可持续发展的食物。只有通过教育、引导民众去践行健康的饮食文化，才有可能让人类在健康之途上如虎添翼，并真正守护好地球上的自然资源。

在双重金字塔提供的方案中，优先推荐的食物往往也对环境影响最小；那些应少吃或严格限制摄取的食物则恰恰相反，它们对环境的影响不容忽视。

举个例子，以水果、蔬菜、豆类和全谷物为主的健康饮食方式对自然生态系统的影响更小，还能有效预防营养不良和非传染性疾病。这种情况印证，食物选择是影响人体健康最主要的因素之一。全世界每年都会有 900 万人因不健康的生活方式导致的心血管疾病而英年早逝，这大约占所有心血管疾病死亡案例的一半。这些数据表明，食物选择与人类健康之间的关系非常紧密；而教育民众提高认知水平，从而清醒、深刻地认识到这一点已刻不容缓。同时，这些数据也证明双重金字塔是一种通俗、直观而有效的工具，在鼓励人们改变营养方案方面起了重要的作用。

食物金字塔从上到下按层次升序排布，越往下的食物越应该摄取，也应该占据越大的比例，这有助于延长人类的健康寿命。举个例子，水果、蔬菜、意大利面的摄取量应该高于一些肉类食品。

而环境金字塔则是一座倒置的金字塔，它按照降序排列。第一层反而是最宽的，这一层的食物对地球环境和气候的影响最大；金字塔尖则位于底部，这一层的食物对环境的影响最小。从两座金字塔的切面可以清晰地看出，越是应该大量摄入的食物，对环境的影响就越小；而越是应该少摄取的食物对环境的伤害则越大。

农业受气候影响最大。愈加频繁的暴雨和飓风，加上日益加剧的干旱，对今日和未来的农业生产力造成了极为恶劣的影响。近期研究表明，与植物产品相比，红肉、加工肉类以及奶酪的生产过程导致了更多的温室气体排放。因此，选择健康而均衡的膳食不仅对人类至关重要，也对环境的可持续发展很重要。

改变生活的饮食方法：
从双重金字塔到炎症金字塔

引入双重金字塔的模型后，我不禁开始思考它的形态进化方向，以及该如何开发一个与健康预期寿命概念更相关的模型。我将其称作"炎症金字塔"。

仔细观察双重金字塔的构造，我们会发现每一层都包含一个象征健康预期寿命的微型金字塔。这座微型金字塔代表同一层里不同食品引发隐匿性炎症的程度。比如，它显示了任意一款食品所含 ω-6 脂肪酸和 ω-3 脂肪酸的比例。

来看看位于金字塔第一层的食物，这里的肉类被标记为应偶尔摄取的食物，每种肉都有自己的独到之处，比如契安尼娜牛肉的脂肪含量约有 1.5%，而安格斯牛肉则含有高达 25% 的脂肪。草饲牛、散养牛的肉质要优于精耕养殖的牛（除非草场被污染了）。精耕养殖的牛吃着会引发隐匿性炎症的饲料长大，最后被端上餐桌。食物塑造了我们，但只要我们不是纯素食者，那么动物吃的这些食物同样塑造了我们。

鱼（不管是野生捕捞还是集中养殖）、鸡蛋、牛奶等任意一种来源于动物的食物皆如此。这类食物在两座金字塔里都位于中部。众所周知，鱼类富含 ω-3 脂肪酸。因此，比起肉类很多人偏爱鱼类。然而，越来越多的鱼遭到了二噁英、多氯联苯，以及诸如铅和汞这类重金属的污染。这些物质会严重危害人体，还会对环境造成巨大的负面影响。

影响鱼类品质的主要污染物是城市、工业和农业排放的化学物质。这些化学物质会与水源交融、沉积水底，从而污染干净的淡水、海水。化学污染物长期滞留在水底的沉积物中，不断聚集。而许多鱼则生活在这片水域，比如大口黑鲈鱼、石斑鱼等。通常情况下，越是深水鱼就越容易接触到这些物质，而食用这种鱼对人和动物的风险自然就更大。

通过精确分析鱼的捕捞组织，可以获悉该水域的生物、物理和化学指标，全面了解该水域的健康状况，同时鉴定出此处的污染源。

为了不让居民因误食污染水域的鱼类而产生健康隐患，一些地方会发布警告和限制令，禁止居民食用来自某片水域的鱼，特别是当采样结果表明那里污染物浓度较高时。

综上所述，水域的严重污染通常是由工业、城市和农业排放的有毒物质造成的。不过有些污染物会通过沉降污染水域，如在鱼类和贝类中发现的汞。许多因素可能导致沉降发生，比如火山活动、燃煤发电厂的存在或者危险废弃物的焚烧。燃煤发电厂其实是全球温室气体排放的主要来源，也是全球气候变化的主要原因之一。科罗拉多大学最新的一项研究表明，世界上 5% 的发电厂造成了全球 73% 的污染物排放。

然而，人类活动不是污染物的唯一来源。2022 年 1 月 15日，太平洋底部一场巨大的火山喷发在汤加岛引发了一场海啸，这就是一个自然灾害生成污染物的案例。只有在未来，我们才能进一步评估这些污染物造成的后果。

除了日益严峻的各种污染问题，还有一点也断断不能被忽视，即想要摄取充足的 ω-3 脂肪酸，人类就不得不摄取不成比例的大量鱼类。这会造成热量的超额摄入，反而对健康有害。从健康膳食的角度来说，这么做显然并不可取。

因此，比较普遍的建议是摄入"补剂"这样的保护性物质。这些补剂能充实和完善我们的健康饮食方法，帮助人类摄取足够的 ω-3 脂肪酸、维生素 D_3、多酚和长寿因子激活剂。这些物质对人类的健康长寿来说至关重要。

双重金字塔和有关食品生产链的可持续发展都面临着重重

挑战。这些挑战不仅仅是集中养殖的污染鱼或者精耕养殖的禽畜这么单纯的问题。地球的健康与动物界的健康息息相关。从人类食用的物种到人类本身都是动物界的成员。同时，我们也不能只关注动物，因为生态系统的健康不仅跟海洋和淡水流域相关，也不仅局限于我们呼吸的空气，还包括那片孕育了各种蔬菜、人类赖以生存的大地。

联合国粮食及农业组织在 2018 年发布了《世界土壤资源状况报告》[2]。报告显示，世界各地都面临着日益严重的土壤污染，其原因引起了人类的密切关注。170 多个国家一致认为应当提出翔实的解决方案，以应对全球面对的严重威胁。

土壤污染是由一系列原因造成的，包括工业排放物、家庭垃圾、畜禽养殖废弃物、垃圾填埋场、废水、农药和石油产品的副产品。其中不乏偶发和不可预见的结果，然而也有不少故意的、系统的操作，比如使用化肥和杀虫剂，或用未经处理的废水进行灌溉。作为水污染的原因之一，沉降同样可以加剧土壤污染。包括激素和各种有毒物质的医药产品也是一种会流入水源的污染物。水管中还有细菌、病毒等生物污染。

研究人员现已证明，土壤污染对食品安全的影响不仅体现在降低作物的质量和产量，还体现在对动物和以这些动物为食的人类的健康造成伤害。其中，人类面临的最大风险来自砷、铅、镉等污染物和多环芳香烃等有机化工原料，以及抗生素这样的药物，更不必说放射性核素造成的污染——比如 1986 年切尔诺贝利事故造成的疮痍。

这些灾害真切地降临在植物和动物身上。如果地球健康状况的恶化令食物链中的生灵都蒙受不可承受之重，人类又能做些什么来扶颠持危？

如果不竭尽所能采取应有的措施来帮助地球健康存续，那么延长人类健康寿命的目标将沦为无稽之谈。地球的健康程度决定了人类延长健康寿命的可能性，甚至关系着人类的生死存亡。不幸的是，在不久的将来，人们将面临一个风险，那就是越来越多地用经过去污处理的工程食品来取代食物的大规模生产。但是我们也拥有了新兴的替代方案，科学家已经用动物的超能干细胞生产了食物，它相对于去污化的工程食品来说或许是更为健康的选择。

不过，食品生产的总体发展将让我们不得不更加依赖补剂，以补充日益缺乏的维生素和其他保护性物质。

用食物重塑生理时钟

我对待饮食习惯的态度算不上极端。恰恰相反，我主张少吃对健康无益的食物，仅偶尔摄取它们。这或许是因为我本人从未顺利尝试轻断食，我甚至都不是轻断食的支持者。不过，我倒相信时不时少吃一顿饭对身体没什么不良影响，这的确是个应该坚持的习惯。我认为无论何时，应该尽可能地少摄取食物。每顿饭可以少吃一些，尽量与人分食，并将均分的量视作"正常的量"。这样可以有效避免摄入多余的热量，还能减少不必要的浪费。

美国一人份食物对其他国家的人来讲，甚至多到够全家人分享了。餐厅可以提供二分之一或者三分之一份食物，同时你依然能享受到均衡而完整的一餐。

曾几何时，人们只有在特殊场合才会吃肉。经年累月，吃肉就成了经济条件良好的身份象征，以至在某个阶段，只有富人阶层才能每天食用里脊肉，这对买得起肉的人来说是一项特权。但与此同时，这种饮食习惯不仅会缩短健康预期寿命，还会影响环境，加剧社会的不平等。正是出于这些原因，巴里拉食品与营养中心基金会在 2014 年草拟了《米兰协议》，并将其在官网展示。

> 分析食物悖论体现的核心问题并提出行之有效的解决方案。《米兰协议》旨在提高政府、机构和公众的认知，让全民意识到更大力度地实现食物可持续发展已刻不容缓。

实际上，巴里拉食品与营养中心基金会明确了三个需要攻克的"悖论"，来促进更具有可持续性的食物系统发展。这三个悖论被列入 2015 年米兰世博会公布的有关"食品与营养"的协议，于同年 12 月 31 日上传，相关内容如下。

悖论一是食物浪费：每年有 13 亿吨食物遭到浪费。这是全球粮食产量的三分之一，是养活全世界营养不良人口所需量的 4 倍。

悖论二是可持续农业：尽管饥饿和营养不良现象在广泛蔓延，但很大一部分农作物仍然被用于生产饲料和生物燃料。根据之前的预测，2020 年全球对生物燃料的需求将达到 1720 亿升，而 2008 年仅需要 810 亿升。相对地，还有 40 万平方千米农田转而用于生产生物燃料。目前，全球三分之一的农业产品都用于生产牛饲料。地球上约有 70 亿居民，其中有 10 亿人喝不上干净的饮用水，这直接导致每天 4000 名儿童死亡。相比之下，仅仅为了生产 0.5 千克牛肉，就要消耗 1.5 万升水。肆无忌惮的金融投机行为正破坏着原料，导致市场波动和食品价格上涨，并让种种难题越发棘手。

悖论三是饥饿与肥胖共存：今时今日，每存在一个营养不良的人，就对应存在两个肥胖或超重（营养过剩）的人。世界上有 7.95 亿人因营养不良而饱受煎熬，同时有 2.1 亿人因肥胖或超重而陷入水深火热。纵观全球，与 1980 年相比，如今肥胖现象几乎翻了一番，其高速蔓延的势头有增无减，BMI（体重指数）大于 $25kg/m^2$ 的成人已超 30%。每年有 3600 万人死于营养不良和饥荒，与此同时，340 万人则死于超重或肥胖。此外，44% 的糖尿病、23% 的缺血性心脏病和高达 40% 的癌症都与暴饮暴食有关。问题的根源在于全球财富和资源的不平衡，这表现在一部分人饮食过量，而另一部分人还在艰难地求温饱。

距协议最初起草已过去多年，然而，在人类追求更具可持续性的食物系统的道路上，这三个悖论依旧是移不走的绊脚石。

双重金字塔是一个很不错的起点，可惜只有它还远远不够。采纳让人健康长寿的饮食方法，不仅需要留意食物的类别、查阅它们处于金字塔第几层，还要注意每种食物的一系列特点。比如被人类当成食物的动物，摄取的东西同样会成为人类饮食的一部分。如上文所述，天然牧场和精耕养殖可谓云泥之别。精耕养殖产品使用廉价的饲料，更容易加剧炎症。除了饲料不同，两者产出的肉、蛋、奶的品质也截然不同。如果说食物塑造了我们，那么食物链中动物所摄取的食物同样塑造了我们。从肉到牛奶、鸡蛋、奶酪，炎症脂肪的构成和存在可能存在着明显的差异。

其他显著差异还包括不同类别产品所导致的截然不同的血糖负荷与血糖指数，如碳水化合物、谷物等。应尽量限制血糖指数高的食物，选择含有复合碳水化合物和无添加糖的食物。因此，通往健康长寿的第一步就是获取知识。

沿着人类的历史和神话追根溯源，我们会发现身处不同时间与空间的学者、僧侣、炼金术士和科学家都曾费尽心思，苦苦追寻着长生不老的灵丹、永葆青春的泉源。人类热衷于探索长寿的秘诀，这显然是人之常情。

今时今日，人类已然揭晓了长寿秘诀的冰山一角。尽管截至目前，科研人员尚未提出可复制的、具有临床适用潜力的方案来逆转生理时钟，但近期的一些研究表明，延缓衰老的方法并非完全无迹可循。我们可以通过预防上文提及的 21 世纪三大流行病或限制病程发展的方法来延缓岁月的脚步。

20 世纪最具争议的思想家之一托马斯·库恩在其著作《科学革命的结构》中解释了为何科学的进步会不可避免地导致新问题的产生，并阐述了整个过程。起初，研究人员试图以局限于那个时代的范式做出响应。这是因为元老派才是掌握科研经费的人群，他们除了早就扎根于意识中的概念，无法接受自己没法立刻反应过来的新生事物。因此，他们很难接受一个质疑既有范式的革命性假说。不过，库恩强调，到了某个特定时间点，一场"革命性突破"很可能是无法避免的，范式转变也将悄然而至。这是由于元老派会随着时间的推移逐渐辞世，而并不是他们被日新月异的证据说服，那么下一代科学家以及那些对世界充满好奇的年轻人则会成为中流砥柱。

在伽利略和哥白尼的时代，范式转变可能要花上好几个世纪，比如地球绕着太阳转，而不是太阳绕着地球转。幸运的是，今时今日，填补这个鸿沟不再需要那么长的时间。我也希望在不久的将来，大卫·辛克莱博士在其著作《长寿：当人类不再衰老》中提出的革命性新范式能被世人广泛接受。这个概念是：衰老是人类可以对抗的一种疾病。我有幸编纂了本书的意大利文版，辛克莱的理念与我本人的人生观十分接近。长久以来，我认为生命是一种不治之症，然而事实未必非得如此。至少，不治之症可以转化为慢性疾病，病程要长上许多许多，而"生病"的人也健康得多。

我们只有借助好奇心、创造力和反范式智慧才能更好地理解非健康衰老的过程，从而采取有效的预防措施，延长健康预期寿命。近期的科学证据证明了一个新概念——我们甚至可以回拨生命的时钟。如上文所述，著名科学杂志《自然》在 2020 年 12 月那一期的封面阐释了这一概念。

学者通过实验（动物）模型系统发现了让预期寿命翻倍甚至翻三倍的因素。为了解释蝙蝠与裸鼹鼠比寻常老鼠的寿命长十倍的原因，破译"灯塔水母"长生不老的密码，搞清楚有些鲸鱼能活上两百年的原因，新的假说应运而生。其中一个假说是：衰老是不是由于身体遗失了年轻信息？而遗失年轻信息的原因是身体长期暴露在风险因素中，逐渐丧失了修复能力，无法重新修好再生组织和器官。身体的修复力每况愈下，分散了长寿因子的注意力，因此逐渐削弱了健康预期寿命的潜能。

正如我指出的那样，曾几何时，人类认为遗传基因决定了我们被分配的寿命；而现在我们已经认识到，基因组对长寿的影响仅占 20%，而表观基因组则占 80%。

随着时间的推移，基因组和表观基因组逐渐进入人们的视野。简而言之，它们究竟为何物呢？我们可以将基因组理解为一组指令，它构建了生物体，使之运作。人类 DNA 包含 39 亿个碱基对和 2.1 万多个基因。碱基（核苷酸）包括腺嘌呤（A）、胸腺嘧啶（T）、胞嘧啶（C）和鸟嘌呤（G）。在通常情况下，碱基对是 A-T 和 C-G，它们构成了 DNA 的双螺旋结构。基因是 DNA 的一部分，在定义个体本质的任务上，它功不可没。基因成千上万，它们大小不一、有着巨大差距，可以由几千甚至两百万以上个碱基对组成。

不同于基因组，表观基因组是一系列过程。该过程能让正确的组织在正确的时间读取指令，并针对来自环境的刺激做出反应。

表观基因组并不是静止的。研究人员近期发现了一大群分子，并且顺着这条研究路径调研着其他类似的分子。这些分子可以让人重置老化的表观基因组、延缓衰老的时钟，甚至让时间倒退数十年。这些分子包括：多酚，诸如紫檀芪、虎杖苷、和厚朴酚、乳铁蛋白、抗衰药物等长寿因子激活剂，以及漆黄素等衰老细胞治疗剂。世界各地的实验室不约而同地将目光聚焦在这些分子上，因为不可能有人希望以年迈体衰的状态一直活到 150 岁。然而，如果健康寿命得以延长，那么在维持身心健康的状态下活到150岁就成了众望所归。如果目标最终能够实现，那么这种进步将成为任何一个现代的、负责任的社会都应追求的道德大义。

今时今日，基因组学与用于评估生物标志物的技术平台正在经历日新月异的进步，这让人类看到了延长健康寿命的曙光。生物标志物可以解读生物体的衰老，并测量其生物学年龄（与基因组、表观基因组的健康水平有关）。与势不可当的时序年龄（出生以来经历的时间）不同，生物学年龄是可以修正的。举个例子，一名60岁（时序年龄）受试者的生物学年龄可以是40岁，也可以是80岁，两种状况的差别在于健康预期寿命的潜力。

通过明确遗传风险因素、环境与生物学年龄标志物，科研人员能够制定精准而个性化的健康长寿医疗策略。在初步评估一个人的生物学年龄后，我们可以持续跟踪这种创新的健康长寿策略所带来的变化，从而减缓生理衰老，使其焕发生机。

我们在上文讨论过许多退行性疾病，比如肥胖、糖尿病、心血管疾病、骨关节疾病、神经退行性疾病、自身免疫性疾病以及癌症等。而饮食引发的慢性炎症正日益成为许多退行性疾病发作和加重的要因。随着不健康的西方饮食方法的演变，保护性因素也日趋不足，两者相互作用，共同导致了现代人群易患常见病的大环境。

如今，加大对抗衰的投资、深化对老龄生物学和健康预期寿命的研究已刻不容缓。与之同等重要的是，解决全球变暖问题、维持地球的可持续发展。只有这样，我们的子子孙孙才能拥抱更美好的未来。

第 5 章

留意，观察：

不容忽视的慢性炎症

炎症——
无声的杀手

　　人们需要与炎症做斗争，只有这样，方能保护自己免受诸多疾病的侵害。炎症这名无声的杀手会给人间带来万千苦难，比如心脏病、癌症、痴呆、2 型糖尿病等。炎症能够抵御感染，这是人体防御系统的重要组成部分。炎症可以对抗有害微生物、修复机体损伤，是人类存续的好帮手。然而，我们需要清楚还有另一种更为隐匿的炎症——慢性低度炎症，这是一种经年累月默默蚕食人体的炎症。鲜为人知的是，它几乎影响着全人类，导致了不计其数的病症。全世界每五个人中，就有三个死于与炎症相关的疾病。

　　越来越明显的是，炎症对于引发和加重肥胖、代谢综合征、糖尿病及其他慢性退行性疾病有着重要影响。此外，研究人员发现，基因转录因子在炎症的发生和进展中起着决定性作用。上述内容摘录于哈佛医学院给我发的一封电子邮件。哈佛医学院是全美国领衔的一家医学研究机构。有趣的是，越来越多令人心悦诚服的证据开始支持巴里·西尔斯在 20 年前就提出的假说和理论，如今，所剩无几的怀疑者也渐渐倒戈。

起初，西尔斯将这种概念作为健康医学理论提出。它一经面世就饱受争议，因为这种概念与更为传统和神圣的循证医学背道而驰。循证医学要求通过昂贵的大规模研究，即所谓的随机对照试验（RCT）对所有新疗法进行多维度的评估，包括评估其收益、风险和疗效。

循证医学研究的成本令人望而却步，以至学术机构或非营利研究所几乎负担不起。这类研究需要成百上千名受试者——还是根据纳入和排除标准[1]精挑细选的人员。如果个体符合条件，他们将被"随机化"。也就是通过随机法将受试者分成两组，一组是新治疗法的受试者，接受真正的治疗；另一组则是对照组，往往被要求服下糖丸之类的"安慰剂"，或者不采取任何治疗策略。有点像抛硬币，在这种情况下，科研人员将随机筛选的权力交给统计学软件，由这种冷冰冰的存在来决定谁

1　纳入标准指从复杂的群体中，选择临床特点相对单一、具有共性的对象进行研究；排除标准指在满足纳入标准的研究对象中，根据研究目的、干预措施等特点进一步进行排除，以便更真实地反映研究因素的效应。——译者注

能够接受真正的治疗。

放眼医学史，这种大宗研究从未孕育出任何革命性的创新或医学上的重大突破，它们只起到了后续的证实作用。那些称得上全新预防和治疗的假说往往来自医师科学家的灵光乍现，或者来源于某次初步临床试验的探索过程。

比如，让一小部分受试者采用医师科学家的建议，来评估其安全性和初步疗效。只有进入后续阶段，科研人员才会开展经过事实验证的大规模随机对照试验，来对初步临床试验中显现的潜在突破口进行严谨的科学验证。由此，科学家便能确定他们最初构思并在少数患者中试验的疗法是否有效。

我有幸作为科学顾问与巴里·西尔斯共事多年。我经常与西尔斯探讨他对于慢性隐匿性炎症发表的各种理论，并对此深表赞同。目前，许多掷地有声的研究已经证明了我们的假设。如果人体持续处于隐匿性炎症的状态下，体内的祖细胞[1]和干细胞会马不停蹄地去修复组织损伤，使之再生。这将消耗细胞的活力，直至其灯枯油竭。这些细胞被迫进入一轮又一轮的复制周期，在修复的岗位上不辞辛苦，竭尽全力。相较于体内其他不受这种慢性隐匿性应激反应影响的类似细胞，它们面临早衰的风险。这种应激反应能够波澜不惊地藏身数十年，才会演

1　细胞在彻底分化前，可以转化成某种中间细胞，它们被称作祖细胞或前体细胞。祖细胞比干细胞的分化拥有更多的明确性，也就是只能分化为一些目标细胞，分化次数有限；而干细胞可以无限增殖。——译者注

变成临床可见的明显疾病。

最初吸引我注意的是一份来自帕斯卡尔·戈尔德施密特-克莱蒙特的临床报告。帕斯卡尔是一位著名的心脏病专家，也是杜克大学心脏病学的负责人。2006年，他来到迈阿密，出任迈阿密大学米勒医学院院长。在一次科学会议上，帕斯卡尔解释了动脉粥样硬化的实质成因。人体内动脉的衰老导致了动脉粥样硬化斑块的必然积累。然而，这并非真正的原因。实际上，随着时间的推移，血管内皮祖细胞不辞辛苦地清理着这些危险的沉积物，导致其修复力消耗殆尽，这才是真正的元凶。

如果隐匿的微小损伤长期处于亟待修复的慢性暴露状态，那么负责修复损伤的细胞就不得不过度工作，在日复一日的工作中步向衰竭。一种理论认为，这种连续的复制周期会导致端粒过早地缩短。端粒代表染色体DNA的末端区域，会随着细胞的分裂而一次次缩短。端粒随着缩短被消耗殆尽，便会引起细胞的死亡。因此，端粒缩短是细胞衰老的一项指标，它会导致剩余的复制（和修复）能力降低。

巴里·西尔斯也得出了类似的结论。他在《区域饮食法》出版前的一些相关研究中便指出，饮食法的重点在于血糖水平的控制，合理控糖可以平衡激素，而这些激素决定了可能导致疾病的代谢变化。

《区域饮食法》建议，一顿饭中40%的热量应该来自非精制碳水化合物，它们的血糖指数较低。这些食物无法被人体快速吸收，因此可以避免血糖峰值，也不会让人为应对血糖升高而过量分泌胰岛素（负责降低血糖水平的激素）。30% 的热量来源是蛋白质，优选蔬菜；还需要 30% 的脂肪，要尽量摄取 ω-3 脂肪酸而不是 ω-6 脂肪酸。西尔斯这项研究的最初对象是奥林匹克游泳运动员，运动员由于日复一日的高强度训练，身体长期处于持续性发炎的状态。最终，这批选手在 1992 年巴塞罗那奥运会中斩获七枚金牌。这是斯坦福大学而非全美国取得的成就，属实不凡。在这些惊人的战绩中，抗炎营养的概念也应运而生。随后，这一概念延展到普通人群中，用来提高大众的健康水平。西尔斯的《区域饮食法》在 1995 年登上《纽约时报》畅销书榜榜首，仅精装版就卖出了 200 余万册。

西尔斯马不停蹄，继续以他的创新理论为题撰写新书。2011—2012 年，我们合著了两篇文章。其中一篇涉及抗炎营养，讲述了多酚、脂肪酸对慢性炎症产生的影响及慢性炎症导致的疾病（包括肥胖、代谢综合征和糖尿病）。另一篇则阐释了不健康饮食的影响，其中的不良影响包括引发炎症。该文章还讲述了炎症对免疫力、慢性疾病及人类寿命产生的一系列影响。

巴里·西尔斯在《全效区域饮食法》中将他的原有理论和最新策略相结合，研判提高人体愈合机能的方法，从而减缓生物衰老的步伐。如果说我对西尔斯思想上的演变和他在新书中提出的方向发挥了一己之力，那未免有些自以为是。但我很高兴，我们两人的假设所见略同。当然，我依然将西尔斯视作自己的导师之一，他在我们共同研究的诸多策略上给予了我太多启发。

细胞炎症是隐匿性的。由于起病时不会引发任何类似痛觉的症状，因此它不易被察觉。然而，它长期损害组织和器官的功能，会大大缩短人类的健康预期寿命。

在肥胖、代谢综合征、2 型糖尿病等慢性疾病患者中，所有可获得的数据都指向一个结果——饮食严重影响着炎症。2019 年，约有 4.36 亿 20 ～ 79 岁成人患有糖尿病；预计到 2045 年，该数量将上升到 7 亿。这是国际糖尿病联合会在《全球糖尿病地图（第 9 版）》中发布的数据。这份报告的内容整理自国际糖尿病联合会世界大会的探讨。每两年，世界各地的学者齐聚一堂，就糖尿病对全球的影响进行评估，并在会上集思广益，基于当前情况预测糖尿病的发展趋势。

数据表明，全球大部分国家的 2 型糖尿病发病率令人担忧。72% 的成人糖尿病患者生活在中、低收入国家；65 岁以上的人中，五分之一都患有糖尿病，而二分之一则是未确诊的糖尿病患者。

放眼年青的一代，相关数据依然令人眉头紧锁。超过 110 万儿童和青少年患有 1 型糖尿病；六分之一的活产婴儿在母体怀孕期间就暴露在高血糖环境中，这可能是由于葡萄糖调节改变导致了所谓的妊娠糖尿病，也可能是由于母体在怀孕期间患上了糖尿病。

针对这些数据的分析意义深远，这不仅是为了了解一般人群中 1 型糖尿病和 2 型糖尿病的发病率，更重要的是让我们可以采取预防糖尿病的有效措施，减少它对健康预期寿命产生的恶劣影响。基于上述数据，我们可以明确地下定论，世界上约有 3.74 亿人罹患 2 型糖尿病的风险上升了。

如我在上文所述，创伤、感染以及隐匿性炎症这三种情况都可能导致炎症。出人意料的是，会引起剧烈疼痛的炎症反而不是最严重的炎症。

细胞炎症不会引起任何一种形式的疼痛，因此它可以肆无忌惮地蔓延。这种炎症能够隐匿数十年，直到它损伤器官并发展成慢性疾病。我们的目标应该是激活那些可以调节和全效对抗炎症的机制，这是有效修复组织、促进再生所必需的。老龄慢性损伤会直接影响人体功能的完整性、危害人体健康，而上述修复机制可以预防或延缓老龄慢性损伤。

饮食与炎症

现代医学的干预让我们有幸能够治疗最常见的疾病，以及调节人体的炎症反应。然而，这些药物（如类固醇这样的传统消炎药）通常会阻断全效反应（消退素和保护素分子信号）——从长远的角度来看，如果想彻底治愈疾病，全效反应是不可或缺的。摄取恰到好处的营养物质以及含有天然保护性物质的补剂能够调节炎症，两者对于调节炎症反应有着举足轻重的作用。

为了更好地了解那些影响炎症和全效消炎方式的因素，我们需要从分子的角度理解它们是如何被定义的，理解促炎饮食与促炎基因激活之间的关联。

先天免疫系统是人类整体免疫系统中最原始的部分，它经过了数亿年的进化。它是抵御微生物入侵人体的第一道防线。先天免疫系统会对所有微生物和异物做出类似的反应，因此也被称为"非特异性免疫系统"。它的反应无比迅速。在微生物从皮肤上的小伤口入侵的瞬间，它会当场将其杀灭。先天免疫系统的局限性在于，如果微生物设法突破了第一道屏障，它就无法再有效地阻止其进一步扩散了。

相比之下，当先天免疫系统无法立即杀灭微生物时，适应性免疫系统就会入场接管。它会根据引起感染的微生物类型，具体问题具体分析，有针对性地进行操作。要做到这一点，适应性免疫系统首先要成功地识别微生物。因此，它的反应比先天免疫系统要慢上半拍，但也更加精准。此外，它还有一个优势，就是"记住"曾经见过的微生物。一旦熟悉的身影再度入侵人体，适应性免疫系统便能更快地做出反应。顺便提一下，疫苗的目标恰恰在于激活这种免疫反应的记忆。

饮食可以对先天免疫系统诱发的隐匿性炎症产生影响。

事实上，饮食与参与机体防御的一种关键分子密切相关，这种分子叫 Toll 样受体（TLR）。果蝇 Toll 蛋白可以专门识别细菌和真菌。Toll 样受体与果蝇 Toll 蛋白类似，因而得名。也有些 Toll 样受体能够识别特定的细菌和病毒分子。这种抗炎防御系统对于人体抵御外界的微生物入侵至关重要。如果长期遵循促炎饮食方法，防御系统就持续处于激活状态，必将引发重重危机。如今，人们遵循抗炎饮食方法已不再是难事，此外，还能服用抑制细胞炎症的非药理学天然保护性物质作为辅助。

如果肥胖、代谢综合征和糖尿病都属于炎症疾病，那么从理论上来讲，抗炎药物就能预防或治疗这些疾病。偶尔使用抗炎药物确实会奏效，但长期服用则会引发副作用，对身体有害无益。慢性低度炎症会加快非健康老年病的进展。如果长期处于慢性低度炎症的状态，可以通过抗炎饮食和补充保护性物质来加以调节。

饮食与保护性物质会相互作用。举个例子，如果我们服用可以调节炎症的鱼油（ω-3 脂肪酸），却依旧遵循高度促炎食谱，那么 ω-3 脂肪酸的抗炎作用就会失效。抗炎饮食的主要目的在于平衡 ω-6 脂肪酸和 ω-3 脂肪酸这两种必需脂肪酸的比例。由于碳链中存在多个双键，这种必需脂肪酸又被称作多不饱和脂肪酸。

亚油酸和 α- 亚麻酸分别属于 ω-6 脂肪酸和 ω-3 脂肪酸。

人体无法生产它们，只能通过食物来摄取，因此两者被定义为"必需"。它们对人体的健康至关重要，平衡好两者的比例可以有效调节非健康促炎饮食所导致的炎症。两者比例失调，则会引发隐匿性炎症，这种炎症曾被《时代》周刊称为"隐秘的杀手"。

隐匿性炎症测试被称作"炎症测试"，也可以简单地称作 AA/EPA 比率检测。可以使用带有简易穿刺装置的指血棒采血，也可以在任何医学实验室检测 ω-6 脂肪酸和 ω-3 脂肪酸的两种标志物——花生四烯酸和二十碳五烯酸。花生四烯酸会导致促炎分子（类花生酸）的生成，我们应该尽可能地减少促炎分子，努力改善隐匿性炎症的状态。

数十年间，现代饮食经历着不断的演变，其中最糟的例子应该就是西方饮食，这种饮食方案的 AA/EPA 比率正在逐渐增加。

AA/EPA 的最佳比率应为 1.5 ～ 3.0。ω-3 脂肪酸是温和的抗凝剂，因此 AA/EPA 的比率不应低于 1（ω-3 脂肪酸的含量越高，AA/EPA 的比率就越低）。20 世纪 60 年代，美国生物学家和生理学家安塞尔·基斯为世间带来了福音，那就是他的地中海饮食法。地中海饮食法很快成为健康饮食的黄金标准。20 世纪 60 年代，希腊的 AA/EPA 比率约为 3。

生活在日本冲绳的居民长寿而健康，他们的 AA/EPA 比率也在 3 ～ 4。这种低炎症指数降低了当地人的心血管疾病概率，其发病率仅为美国的四分之一，而美国的 AA/EPA 比率约为 16。

然而，一些研究表明，当日本受试者从冲绳迁移到美国并开始遵循更加西化的促炎食谱时，他们的 AA/EPA 比率会持续上升，直至与美国人持平。最终的结果是，他们的心血管疾病发病率提高到了原来的四倍，变得与美国当地人别无二致。这项研究突出了一个重要事实，那就是保护人们免受这些疾病侵扰的因素并非遗传因子，而是饮食改变导致的表观遗传因子变化，因为即便是日本人搬到美国，他们的遗传因子也不会发生改变。

另一个经典案例来自印度。当地农村人口的 AA/EPA 比率是 4 ~ 5，相对合宜；而住在大城市的居民则截然不同，该比率高得令人震惊，达到了 40 ~ 45，其隐匿性炎症的水平甚至高于美国人和欧洲人。

在欧洲 20 世纪 30 年代，遵循地中海饮食的希腊人的 AA/EPA 比率为 3，令人称道。但随着快餐和其他促炎食品逐渐抢占市场、替代地中海饮食，当地人的 AA/EPA 比率达到了 15 ~ 16，几乎与美国人相同。

可叹的是，这些触目惊心的数据已不会再让我感到讶异。数十年前，我在意大利的一些采访中便直言了自己对祖国饮食演变的深深担忧。我们长期遵循的健康地中海饮食正向着不良的方向演变。快餐的入侵、精耕农业的发展以及加工食品、高糖食品的增多加速了这种糟糕的变化。一些饮料和食物含有大量的简单碳水化合物，因此它们的血糖指数也更高。

随后的数据证明，我一语成谶，达到美国 AA/EPA 比率的不止欧洲。意大利还面临着一个令人悲哀的事实——已经成为儿童肥胖率较高的国家之一。如想一窥意大利未来的情境，试想美国的现状便已足够——在此，人类首次面临着预期寿命三连降的窘境。

肥胖与细胞炎症

我们口中的肥胖，指的是过多身体脂肪堆积所导致的身体状况。然而，肥胖诱发慢性疾病的决定性因素并非脂肪堆积本身，而是脂肪堆积的部位。如果多余的体脂仅存在于皮下组织，就不对代谢功能造成任何损害，那么从代谢上来讲肥胖依然是健康的。

美国有相当多的肥胖受试者属于这类人群。而在另一种情况下，当多余的脂肪堆积在肌肉、肝脏、胰脏、心脏，形成内脏脂肪，我们就会面临一种叫"脂毒性"的现象。这是一个会伤害人体组织的过程，可致胰腺细胞产生功能障碍，还会引起其他损伤。这就是所谓的"向心性肥胖"，它会引发诸多慢性疾病，比如 2 型糖尿病、心血管疾病、肝病和神经退行性疾病等。

脂毒性现象的严重程度取决于脂肪组织中脂肪细胞的健康状况，脂肪组织是人体唯一可以安全储存甘油三酯的器官。该组织对于细胞炎症的控制起着关键作用，同时它对脂肪来说还是个缓冲系统，特别是可以控制血液中花生四烯酸的水平。

健康的脂肪细胞能够提取血液中多余的脂肪酸，将它们安全地储存为甘油三酯。而当花生四烯酸水平过高，问题就接踵而来。一旦它超过某个临界值，细胞就会死亡。只要脂肪组织由健康的脂肪细胞组成，就能轻而易举地控制好花生四烯酸的增量。

理解了健康脂肪细胞的作用，我们就能明白为什么有三分之一的肥胖人士其实相当健康。他们可以被定义为"代谢健康"，这类人群拥有更高水平的脂连蛋白。脂连蛋白是一种由脂肪细胞分泌的激素，与胰岛素抵抗息息相关。

代谢综合征是一种代谢紊乱，它会导向糖尿病前期。同时，它也是第一次警钟，预示着脂毒性开始在肝脏和肌肉细胞中扩散。它以多种临床标志物的组合为特征，包括甘油三酯和高密度脂蛋白比率大于 3.5，腹部脂肪的堆积以及高胰岛素血症。实际上，在 2 型糖尿病早期，胰岛素的分泌不减反增，这是胰岛素抵抗的代偿性表现。随着疾病的恶化，胰岛中分泌胰岛素的细胞（B 细胞）加班加点、精疲力竭，经历去分化过程，最终彻底丧失分泌胰岛素的能力。

近期的一些研究表明，代谢综合征与脂肪组织中的花生四烯酸之间具有强关联性。如果忽视这项指标，代谢综合征将在 8～10 年间导致 2 型糖尿病。在这段时间内，个体的胰岛素抵抗持续加剧，导致花生四烯酸过量分泌。如果继续超量摄入 ω-6 脂肪酸，便会每况愈下。高胰岛素血症会持续激活 Delta-6 和 Delta-5 脱饱和酶，这两种酶又会进一步将亚油酸转化成花生四烯酸，这将沦为一个恶性循环。此后，脂肪细胞面对与日俱增的花生四烯酸束手无策，而血液中胰岛素水平升高所导致的过量花生四烯酸则会为其他组织所捕获。

这就是细胞炎症从脂肪组织向胰腺转移，最终发展成 2 型糖尿病的全貌。

营养的完美风暴

遵循抗炎饮食可以帮助我们降低花生四烯酸水平。如果仔细分析过去 30 年间典型饮食方法的变化，我们会发现细胞炎症水平的升高是由四种明显变化而非单一因素导致的。巴里·西尔斯将这四种变化称作"营养的完美风暴"，它影射了历史上的"1991 年完美风暴"。那场完美风暴激发了导演沃尔夫冈·彼得森的创作灵感，让他在 2000 年拍摄了一部电影。电影讲的是一艘渔船上的船员被一场前所未有的恐怖飓风囚禁，看不到一丝生还的希望。

而营养的完美风暴由四个负面因素交叠组成。

第一，更多地摄取富含 ω-6 脂肪酸的红肉和精制植物油。

第二，更多地摄取精制碳水化合物、含糖饮料和精加工食品。

第三，减少 ω-3 脂肪酸（DHA 和 EPA）的摄取。

第四，减少如多酚、长寿因子激活剂等保护性物质的摄取。

常见精炼植物油中的主要脂肪酸是亚油酸，它是一种 ω-6 脂肪酸，可以轻易转化为花生四烯酸。这意味着将该植物油作为主要摄取的油脂，会导致花生四烯酸的增加。遥想八十年前，亚油酸根本无法在大部分人的餐桌上占有一席之地。

我们经常使用的烹饪脂肪，如黄油、猪油和橄榄油仅含有不到 10% 的亚油酸；而像玉米油、豆油、葵花籽油这样的精炼植物油则含有 50% ~ 75% 的亚油酸。从 20 世纪 80 年代初起，这类植物油的用量增幅高达 400%。而越来越多地摄入精制碳水化合物也助长了亚油酸的代谢转化，显著地增加了饮食带给人的血糖负荷。

ω-3 脂肪酸益处众多，能帮助人类健康长寿，这一概念已广为人知。事实上，不同的研究都表明，体内 ω-3 脂肪酸水平低的患者无论病因如何，总体死亡率都偏高。ω-6 脂肪酸也是一种必需脂肪酸，应通过均衡膳食摄取，但不宜过量。成功饮食的秘诀在于，选择最健康的食物来源、正确而安全地摄取两种脂肪酸。

如上文所述，AA/EPA 比率的理想值为 1.5～3，这表示我们不必将 ω-6 脂肪酸从饮食中彻底剔除，只需要避免过度摄入即可，特别是避免非健康来源。我们几乎每天都在吃一些富含 ω-6 脂肪酸的食物，而脂肪并不一定是不好的。反之，它是一种能量来源。以 ω-3 脂肪酸为例，它可以帮助人类保持健康，并有效延长健康预期寿命。其实 ω-6 脂肪酸对身体也没有害处，过量摄取它才是问题所在。

如果 AA/EPA 比率上升到 20，就会导致隐匿性炎症的加剧，随后还可能导致与该炎症相关疾病的发生。只有当症状明显时，人们才容易发现它。不幸的是，彼时若再想远离疾病，可谓为时晚矣。在大多数情况下，通过适度选用含有 ω-6 脂肪酸的最佳食材就足以解决问题；由于 ω-3 脂肪酸的来源基本是鱼类，而鱼也很可能被污染，因此增加 ω-3 脂肪酸的摄入可以通过高纯化产品来达成。

ω-6 脂肪酸的主要来源

哪些富含 ω-6 脂肪酸的食材应该被杜绝，哪些又该大幅减少，而哪些又该继续成为饮食的一部分呢？

在下表中，我重点标出了一系列应该摒弃或大幅减少的食品。

不该吃的食物	要少吃的食物
零食	大豆、豆腐
快餐	坚果
加工食品	葵花籽、火麻仁、芝麻
精制植物油	红肉、鸡肉、蛋

　　炸薯条和玉米片这样的零食是 ω-6 脂肪酸最糟糕的来源之一。它们不会让人产生饱腹感，所含的营养物质极少，并且其中添加的让人上瘾的化学物质导致食用者会越吃越多。为了方便理解，我们来量化一下，55～60 克炸薯条或者玉米片含有的 ω-6 脂肪酸就已高达每日允许摄入量的 80% 了。

　　快餐基本都富含 ω-6 脂肪酸，一方面是因为它们大多经过了 ω-6 脂肪酸含量较高的精制植物油的烹调，另一方面是因为这些食品本身就含有这种促炎脂肪酸。

　　选择这种精炼油而不是更健康的特级初榨橄榄油，主要是因为它的价格更低。毫无疑问，橄榄油更有利于健康长寿，特别是不采用油炸的方式时。比起葵花籽油、玉米油、大豆油或棉籽油等种子油，橄榄油要贵许多。种子油可以替你节约一笔开销，代价是身体要摄入更多促炎 ω-6 脂肪酸。如果无法全方位地使用特级初榨橄榄油，起码在制作调味汁的时候尽量选择它，或者也可以使用亚麻籽油来替代。

　　如果希望延长健康预期寿命，最好能避免吃快餐或富含

ω-6 脂肪酸的食物。我们每个人都应该尝试合理安排膳食，尽可能选用新鲜的食材，尤其是旅途中无法自己开火时。比如应该优选沙拉，而不是预制或油炸食品。避免使用工业调味品也非常重要，可以用特级初榨橄榄油、醋或柠檬来调配酱料。

话虽如此，我依然想重申一点：总体来讲，我反对极端的食物选择。如果你偶尔想吃点炸薯条或一块牛排，请尽情享受吧，这并非罪大恶极。只有当某种不健康食物融入我们日常的饮食习惯时，问题才会产生。比如不是少吃一些薯片，而是吃一整包，这会使我们摄入过多的 ω-6 脂肪酸和热量。

肉类也是同理。我们吃牛排时，必须清醒地认识到自己摄入的营养并非仅仅来自这头牛本身，也包括它的食物。因此，我们在超市选购肉类时，应该考虑这些动物是否来源于精耕养殖、食用促炎饲料。我们应该多想想这些动物的饲料类型，因为该饲料有可能加剧人体的隐匿性炎症。

对于牛肉和鸡肉，最好挑选草饲、散养的牛和鸡，它们以天然产品为食。天然营养不仅有利于动物的肉质，还有利于其衍生物，比如牛奶和鸡蛋，其中 ω-6 脂肪酸和 ω-3 脂肪酸的含量均不同于使用促炎饲料的工业养殖动物。即便是工业养殖，也有可能探索出健康的模式，那就是给动物投喂健康而宜的饲料。我们肩负的一项使命便是提高农民的认知，让他们构筑健康饮食的第一道防线，从而确保全民都能享用健康的食材。

此外，如果偶尔想吃牛排或者牛里脊肉，我们应该选择契安尼娜牛。它的脂肪含量低于 2%；相比之下，安格斯牛则含有 25% 以上的脂肪。在美国，由于一个经济原理，人们很难找到契安尼娜牛：安格斯牛 13 ～ 18 个月就能成熟，而契安尼娜牛则需要 20 ～ 24 个月。对饲养者来说，两者在经济层面的周转期存在显著差异。

选择合适的分切肉，也能有效获得那些 ω-6 脂肪酸含量更低的部分，比如鸡胸肉就比鸡大腿肉这种深色肉要健康。红肉的 ω-6 脂肪酸含量要比白肉低，不过由于其他健康因素及其对环境的影响，并不推荐。如上文所述，生产 1 磅（约 454 克）红肉需要消耗 1.5 万升水。

ω-3 脂肪酸的主要来源

我们每个人都应该对富含 ω-3 脂肪酸的食物烂熟于心，这样才能在日常购物时做到心中有数。尽管深受水污染的影响，鱼类仍是 ω-3 脂肪酸的主要来源。我的建议是大幅限制金枪鱼、剑鱼等深水鱼，因为这片水域的污染更加严重，尽量选用贝类或鳀鱼、大比目鱼、鲱鱼、马鲛鱼、三文鱼、沙丁鱼、鳟鱼。

还有其他强化食品可以补充 ω-3 脂肪酸，比如种子、坚果等天然食品。

蔬菜也是 α- 亚麻酸（ALA）的良好来源，这是一种没有 DHA 和 EPA 那么强效的脂肪酸。蔬菜还含有许多其他有益元素，比如多酚、纤维和多种微量营养素。

蔬菜中，我推荐抱子甘蓝、卷心菜、菠菜、西蓝花、花椰菜。

油也是 α- 亚麻酸的优质来源，在此推荐菜籽油、鱼肝油、亚麻籽油、胡桃油。

不过，特级初榨橄榄油是我心中当之无愧的冠军。理由不只是它的绝妙味道，还有它富含的油酸和抗氧化剂。经证实，这两种营养素可以有效降低炎症指标。不过，还是要注意用量。一汤匙橄榄油就含有一百千卡以上的热量，所以控制用量也非常关键。一个既能限制摄入量又能让橄榄油均匀分布、保证菜肴美妙口感的小诀窍，就是使用喷油瓶。

血糖负荷和血糖指数

我们讨论的血糖负荷，指的是特定食物的含糖量乘以其血糖指数，反映食物提高血糖的能力。

几十年前，多伦多大学戴维·詹金斯教授提出了血糖指数这一概念，通过食物对血糖的影响来对它进行界定。

通常来讲，糖、甜食、苏打水、含糖果汁等简单碳水化合物会让血糖升高得较快；而硬质小麦意大利面、全麦、豆类和蔬菜这种复杂碳水化合物的血糖指数则较低，会让血糖升高得慢一些。当然，也不能一概而论。事实上，研究发现白面包提升血糖的速度比冰激凌还要快，这是因为脂肪与碳水化合物一经混合会降低产品的血糖指数。当然，这并不意味着吃冰激凌要比吃白面包更好。

如果我们偏爱硬质小麦意大利面，想把它烹饪得更"有嚼劲"，那么加少许特级初榨橄榄油可以让本就理想的血糖指数降得更低。萨拉·法尔内蒂既是我的挚友，也是我的研究伙伴。我有幸从她的著作《你所知的关于食物的一切都错了》（*All You Know About Food Is False*）中得知，选择食物的成分固然重要，但组合食材的方式以及备菜和烹饪的过程也不容忽视。

十多年来，科学研究证明血糖指数或直接或间接地对减肥起着积极作用，还能够有效预防糖尿病和心血管疾病。因此，了解食物的血糖指数给人体带来的影响，可谓健康饮食的基石。

意大利面：一位被误解的盟友

只要不患有乳糜泻或麸质不耐受，意大利面就是可以适量食用的。意大利面是一种低血糖指数的复杂碳水化合物。幸运的是，近年来，无麸质产品渐渐出现在大街小巷，其品质也渐入佳境。这意味着即便是乳糜泻患者，也可以尽情享用各式各样的意大利面了。无麸质意大利面的口味同样令人回味无穷，与含麸质的传统款可谓平分秋色。我们可以限制摄入玉米、大米或土豆这种高血糖指数的食物，去选取那些低血糖指数的食材，比如荞麦面或者豆粉等。

在为健康的一餐准备食材时，我推荐意大利面。如果适量食用、不添加高热量的促炎配料、保持其原有的健康品质，硬质小麦意大利面比米饭、面包和土豆的血糖指数更低。显然，并非所有意大利面均如此。重要的是，由硬质小麦制成的高品质意大利面，会更有嚼劲。

实际上，这样一份分量适中的意大利面完全可以作为一餐中的理想主食，营养健康、价格合理。它能够轻松搭配其他健康又美味的配料，比如简单的番茄罗勒酱和几滴初榨橄榄油。

低血糖指数的食材还有助于延长饱腹感，这是由食物的物理构造决定的，这种食物具有三维蛋白质结构，可以抓取淀粉，并缓慢释放（在食物没有烹饪过头的情况下）到胃肠道中。不同类型的意大利面经历了漫长的加工和选品，衍化至今，越来越贴近营养指南。比如，增加食物中膳食纤维、蛋白质和麸质替代品的含量，可以在不影响口味的前提下让它变成更加"完整"的食物。

纵观人类历史的长河，永远少不了小麦的身影。研究人员推算，小麦种植在公元前几千年前就已出现。小麦发源于巴勒斯坦和美索不达米亚，随后传播到了西欧。在接下来的几个世纪里，人类社会产生了驯化野生农作物的需求，第一次选品也随之而来。这直接导致了不同品种小麦的进化，包括软质小麦（普通小麦）和硬质小麦。这类作物品种繁多，但遗憾的是，目前世界上 90% 的小麦是软质小麦，其血糖指数较高，只有10% 是硬质小麦。

了解软质小麦和硬质小麦之间的区别非常重要，这是理解硬质小麦比软质小麦更优质、血糖指数也更低的关键。

乍一看，这两种小麦似乎十分相似，但两者实际上截然不同。其中，有些差异不是很明显，比如它们的染色体数量（硬质小麦 28 条、软质小麦 42 条），而其他不同点对于研究目的来说则更加重要。在诸多差异中，有个决定性的结构差异是关于小麦的籽粒，软质小麦的籽粒切面呈开花状；硬质小麦的籽粒切面则呈玻璃质，更接近结晶体。

因此，两者研磨后的产物也截然不同，软质小麦可以磨成面粉（白色、粉状）；而硬质小麦磨成"粗粒小麦粉"，这是一种边缘粗大、呈黄色或琥珀色的颗粒。研磨过程因谷粒品种而异。小麦中不同的蛋白质构成决定了其最终的成品。实际上，用软质小麦制成的面团延展性佳，但缺乏韧性。而用硬质小麦制成的面团则恰恰相反，它的延展性较差，但韧性更强，这对意大利面的生产来说十分重要，可以延长消化所需时间、碳水化合物的吸收时间（因此血糖指数低）。意大利面的硬度取决于其面筋蛋白的物理特性，这种蛋白质可以抓取淀粉颗粒，调节谷物的吸水性，避免超额吸收水分导致本体过度软化。这便是享誉世界的意大利面"有嚼劲"的精髓所在。而软质小麦烹饪时会膨胀，可以说是生产面包和发酵产品的理想选择。

硬质小麦的蛋白质成分，为硬质意大利面提供了代谢优势和营养优势。生产过程中的压缩和烹饪过程中的抗膨胀阻力是意大利面成为优质复杂碳水化合物的原因。食物会使人的血糖升高，进而分泌胰岛素来平衡血糖。考虑到这一点，高品质的意大利面能与肉类、鱼类匹敌，甚至可能比它们还要优质。

不同的食物会导致截然不同的胰岛素反应（胰岛素指数）。而胰岛素反应具有代谢功能，会影响人的饱腹感和健康状况。意大利面的三维蛋白质结构的阻力极强，可以抓取淀粉颗粒，从而减缓吸收速度。

显然，与优质意大利面相比，煮过头或质量不好的意大利面潜在的代谢益处大大降低，其蛋白质结构遭到削弱，几乎像是被提前消化了一样，这将导致意大利面中的淀粉更快地释放到胃肠道中。

今天相比过去，人们更需要一份膳食指南，来帮助他们遵循健康的饮食方案，做出明智的选择。食品健康信息的重要来源之一便是《美国膳食指南》（DGA）。这份报告可以通过网络查阅，主要供营养学教育者、卫生专业人士和政治管理人群参考；同时，这也是一份值得全民学习的文件，对所有想要吃得健康的人来说意义非凡。

这份报告由美国农业部和美国卫生与公众服务部根据最前沿的科学依据撰写、更新。同时，营养学和公共卫生领域里举足轻重的人物汇聚一堂，组成一个咨询委员会，并针对这份膳食指南给出专业意见。

审查是如何运作的呢？首先，专家委员会基于所有前沿的科学理论出具一份报告。随后，政府官员会对报告进行审查，同时将报告向市民和食品行业里举足轻重的评论团体进行公示，征集各式各样的意见。在综合全部意见后，便会向全民发布最终的膳食指南正式版本。我经常建议大家多关注原始报告的完整版，以便明确那些修改过的部分，更好地理解最终版的内容。

审查流程中的不同版本可能会复杂得让人望而却步，但初稿蕴藏着许多大有裨益的信息。在阅读最终版时，请切记这份文件参考了各方批评意见和修改建议，经过了大刀阔斧的修改。

如果读者想了解类似指南是如何形成的，我强烈推荐大家阅读玛丽昂·内斯特莱撰写的《食品政治》，这本书解释了特殊利益集团和食品行业究竟通过怎样的方式影响了一份政府工作报告的最终阐释。这些报告也包括膳食指南。

第 6 章

解码养寿饮食原则,
探索理想膳食之道

理想膳食 ≠ 节食

如果说我们对待食物的方式存在一个主要的误区，那便是将理想膳食的概念和节食的概念联系起来。如今，这一趋势正愈演愈烈。诚然，膳食和节食会改变我们的饮食习惯。但一味地以追逐潮流、理想的审美为驱动力，强迫自己遵循一份难以坚持的饮食方法，则完全不值得推崇。

令人信服的饮食方法应当注重满足人体所需的一系列营养素。我们每个人都应该学会摄入这些营养素的方法，保持健康的生活方式，努力活得健康长寿。当然，如果已经属于肥胖人群或者罹患某种疾病，切记先咨询饮食营养领域的专业人士。他们会综合考虑多种要素，帮你确定科学的饮食方法。这些因素包括年龄、性别、瘦体重、并发症等。即便如此，我们也应该尽可能地遵循膳食指南中的一些固有原则，因为它们有助于延长健康预期寿命。

重建自然的味蕾

体重管理的基本规则是每日的食物摄取量不应该超过个体的能量需求，也不能比它少太多。关键在于采取均衡的营养摄入模式，控制好食物分量，并根据每日身体活动水平所产生的基础代谢来摄入合理的热量。

如果一个素来健康、有健身习惯或者每天会做上几小时运动的人突然采取久坐不动的生活方式，同时不改变日常的食物摄入，那么可想而知，他会增重不少。

许多人只考虑固体食物的热量，这未免失之偏颇。一大杯混合果汁或含糖苏打水可能比一大份意大利面所含的热量还要高。添加糖如影随形，甚至可能藏在看似无害的食物中。举个例子，当我们为早餐选购酸奶时，除了阅读成分表，也不要忘记检查酸奶的热量。实际上，当琳琅满目、品牌各异的酸奶展现在眼前的货架上时，我们完全可以选择低脂或者脱脂版本，再加点新鲜的水果片来调味和均衡营养。

我的建议是试着重塑自己的味蕾，让它更习惯自然的味道。即便想给食物和饮品加点甜味，最好也避免添加大量糖分，尽量用少量天然糖替代。最好的办法是一点点地减少糖的用量，直到可以完全摒弃它。自此，我们便能享受食物和饮品最本真的风味了。往咖啡或茶里添加低热量的甜味剂，对我们重建自然的味蕾来说是无用功。食盐亦同理。这个过程需要我们付出大量的努力，因为绝大多数人从儿时起就习惯了添加糖或盐的味道。

饮食是我们满足生理需求的能量来源，也可以成为一种减肥方式。如果打算减肥，那么设定目标、指导自己按部就班地减掉多余的重量至关重要。目标包括在不减少食物种类、不影响营养价值的前提下减少每餐的分量和总热量，以及加强运动。运动之于减肥是个不可多得的盟友。

我建议在个人热量需求的范围内摄取足量的水果和蔬菜，比如一天吃上 120 ~ 150 克水果和 70 ~ 80 克蔬菜，尽可能选择深绿色品种。如果很难买到新鲜且无公害的果蔬，推荐每天的热量摄入量为 2000 千卡，并且每天补充一克维生素 C。

显然，调整一餐中所有食物的分量要考虑许多因素，比如热量需求、年龄、当下目标体重以及个体的运动量。此外，还要避免每天都吃同样的果蔬，要尽量换成不同的品种。

比起选择白色小麦粉、大米或玉米作为主食，我更推荐硬质小麦意大利面、荞麦（并不是麦子）产品和全谷物。后者的血糖指数更低，每天可以摄取 100 ~ 300 克不等。

需要特别注意的是，每天从饱和脂肪酸中摄取的热量应少于 10%，胆固醇则应少于 300 克。我们应当尽可能少摄入反式脂肪酸（可能存在于奶制品、某些肉类以及工业食品中），其占比最好低于每日热量的 1%。其中有 80% 可能来自动物类食品，这就要求我们在购入干制食品时仔细阅读成分表，避免购入含有反式脂肪酸的产品。

另一个建议是将脂肪的摄入量限制在每日热量的 30% 以内，另外 40% 分配给低血糖指数的碳水化合物，最后 30% 分配给蛋白质。提起脂肪，应尽量减少饱和脂肪酸的摄入，特别是棕榈酸这种促炎脂肪酸；要尽可能地选择多不饱和脂肪酸或单不饱和脂肪酸，比如鱼类和橄榄油中的脂肪酸。巴里·西尔斯的区域饮食法就是由 40% 碳水化合物、30% 蛋白质、30% 脂肪构成的。这种饮食比例效果拔群，甚至连哈佛健康官网也发声力挺。近期，哈佛健康官网认识到了炎症对慢性退行性疾病的致命性影响。

越来越多的专家开始认可西尔斯提出的一项重要理论，那就是控制由食物组合引发的激素反应十分关键，特别要避免胰岛素分泌峰值导致的血糖峰值。在超市选购肉类时，我们应该优选去皮禽肉，选择白肉而非深色肉，选取脂肪含量低的肉。

我们的目标在于限制饱和脂肪酸和反式脂肪酸，尽可能选择低脂产品。我完全清醒地认识到人类目前所处的营养环境有多么恶劣，层出不穷的饮食陷阱更是防不胜防。在此，我希望上述膳食指南与建议能让我们更加科学地选择食材。

什么样的饮食方法可以减肥

一切膳食减肥方案都能奏效。先不论是否反弹，起码瘦下来不成问题。比起食谱，减肥成功的决定性因素在于执行的意愿以及持之以恒的毅力。卷心菜汤饮食法、阿特金斯饮食法、南海滩饮食法——各种方法五花八门，不管采用哪个减肥食谱，都可能达到预期的结果。想要短期减肥，最重要的是坚持执行一个减肥食谱，而不在于选择哪个食谱。长期减肥就有可持续性的问题了，要仔细考虑这个减肥饮食方案能否长时间使用、是否对健康长寿带来负面影响。

2007 年，米雷耶·吉利亚诺出版了一本叫作《法国女人不会胖》的书。她在作品中强调，以平均值来看法国女性比欧洲其他国家的女性苗条得多。她们都在享受生活，而不变胖的秘诀在于以一种平衡的方式来享受生活。该书引起了一些争议，况且那段时间，专家正在为包括法国人在内的人类体重增加而倍感忧虑。

正是 2005 年出版的《肥胖：法国新型疾病》为法国人、欧洲人甚至整个西方世界敲响了警钟。该书揭示了一个惊人的事实，1997—2003 年，法国儿童的肥胖率翻了一番（从 6% 升高到 12%），而成人肥胖率则高达 42%，创下历史新高。肥胖俨然成为整个欧洲无一国幸免的大流行病。肥胖在法国的涨势与美国不相上下，只是起点推迟了大约 10 年。

值得借鉴的是，随后法国为抑制全民肥胖加剧采取了一系列战略性举措。这些举措有效阻止了肥胖对健康造成的损伤。第一项举措就是在公立中学和大学禁用零食自动售货机。

此外，一些城市推出了十分有效的举措，比如为3岁以上的儿童开设营养和烹饪课程；在实施这类措施的市中心，近十年间的肥胖率仅增长了1%。然而，为健康和营养而战的教育队伍依旧势单力薄，因为每在教育上花1美元，就对应1000美元不健康食品广告的费用。

我们能够筑成一条通往健康长寿的大道，关键在于提高教育水平、加强公众意识。只有真正理解了肥胖对健康的影响，人们才可能选择更加健康的饮食习惯。

面对琳琅满目的食品，我们应该带着审视的眼光仔细观察；穿越层层货架时，我们应该像穿越火线一样保持警觉。敌人的帮凶是广告，它们会布下狡猾的陷阱，用误导性标签、漂亮而多彩的容器和植入潜意识的信息来分散我们的注意力，让我们对饮食做出错误的判断和选择。

这听起来似乎略显浮夸，但我想强调的是，为了延长人类的健康预期寿命，我们每个人都应该根据正确的营养信息来选择食物。这些信息往往十分隐蔽，很难找到。然而，我们可以把了然于胸的信息作为天然知识储备，据此决定哪些食物应该选择，而哪些应该摒弃。食品行业虽然不是我们的敌人，但它也不总是致力于保护消费者的健康，也并非一直在生产健康有益的食品。

与过去几十年相比，多酚的摄入量减少了很多，而精制食品和高度加工食品的摄入量则增加了许多，这会导致微量营养素逐渐流失。

在美国，大部分红肉来自以玉米为主饲料的农场，因此应适当减少红肉的用量。不过，即便采取纯素或素食占绝对主导地位的食谱，也要对食物精挑细选，如若不慎，有可能会摄入过量的 ω-6 脂肪酸和简单碳水化合物。这会导致胰岛素分泌显著增加，进而激活亚油酸向花生四烯酸的转化。

健康的饮食方式应该以减少亚油酸等 ω-6 脂肪酸的摄入为目标，同时要控制高血糖指数的食物，以降低相应的胰岛素水平。简单碳水化合物（固体食物及饮品中的）与含有大量 ω-6 脂肪酸的精制植物油相结合，同样会导致花生四烯酸增多，随即加剧促炎反应。那么，我们又该如何避免或尽量减小伤害呢？

答案是选择含有 EPA 和 DHA 这种长链 ω-3 脂肪酸的产品，同时摄入足量的保护性物质，如多酚和长寿因子激活剂。这些营养素可以作为抗氧化剂，还具有至关重要的抗炎效果，可以影响基因转录因子，从而帮助我们维持表观基因组的健康、活得更加健康长寿。

根据世界卫生组织在 2021 年世界肥胖日发布的数据，在过去 30 年间，肥胖率提高了 60%。世界上半数成人和三分之一的儿童、青少年超重或肥胖。在意大利的 1800 万成人中，有 500 万人肥胖。

肥胖、代谢综合征和 2 型糖尿病是慢性疾病，是由一种隐匿性炎症日益加剧造成的，其根本原因在于非健康饮食。我们应当遵循一系列方法来预防这种慢性疾病或减小其伤害，比如通过更健康的生活方式来达到目标；若非走投无路，尽量不要诉诸药物。

有效的饮食方法比比皆是，比如地中海饮食法、生酮减肥法、区域饮食法、长寿饮食法和间歇性断食，甚至还有种方法叫好心情饮食法。

无论采用哪个饮食方法，其成功与否的关键在于，这个饮食方法可否在饥饿感与饱腹感之间实现长期的平衡。实际上，许多调节饥饿感与饱腹感的激素就是直接由饮食方法激发的。

拿胰岛素举个例子，它是一种与肥胖发展息息相关的激素，也是一种同化激素，其过度分泌就会导致体重增长。在人类发现胰岛素之前，身体无法分泌胰岛素的 1 型糖尿病患儿最终会呈现出营养不良的状态。一部分原因是这些孩子的自身免疫反应选择性地破坏了分泌胰岛素的细胞；另一部分原因是他们经常被迫忍受"饥饿饮食"，以减少血糖峰值的出现。

这一切发生在 1921 年人类发现胰岛素以前。但不幸的是，由于缺乏胰岛素会导致体重减轻，即便时至今日，为 1 型糖尿病所苦的患者仍然有可能患上进食障碍，这种并发疾病被称为"糖尿病并发暴食症"。糖尿病患者为了减肥而刻意停用胰岛素，会对其健康状况造成极恶劣的危害。

高血糖指数的食物会引起胰岛素过量分泌，从而使血糖水平急剧降低。这会缩短饱腹感持续的时间，让人更早地产生饥饿感，进而消耗超出预期的热量。简而言之，摄取大量高血糖指数的碳水化合物会加剧餐后胰岛素的分泌，从而导致血糖水平继续降低，使人产生饥饿感、忍不住再度进食。

诚然，低血糖负荷饮食的减肥效果是否更佳，目前尚存争议，但无可否认的是，这种饮食方法不易导向慢性隐匿性炎症。

该饮食方法建议每天摄入 1500 ～ 1800 千卡热量，全餐主要由全麦、水果、蔬菜和鸡胸肉等构成，以减少 ω-6 脂肪酸的摄入。食谱将重点放在富含 ω-3 脂肪酸的食物上，比如鱼类。挑选鱼时，提倡选择尺寸较小、污染较少的淡水鱼。在食用油的取舍上，则建议尽量避免使用 ω-6 脂肪酸含量高的精炼植物油，推荐选用特级初榨橄榄油。

上述所有事项都是抗炎饮食和备受赞誉的地中海饮食所涉

及的关键点。这两种饮食方法都从根本上限制了精制谷物的摄取，并增加复杂碳水化合物、绿叶蔬菜和颜色鲜艳、富含多酚的水果。

选择不同的食品看起来无足轻重，实则对于激素及身体炎症的调节有着举足轻重的影响。不同的食物选择会对表观基因组的健康产生或积极或消极的作用，从而影响人类的健康预期寿命。

抗炎饮食的目的在于确定哪些食物会影响分子靶标，能够作为天然药物去控制甚至阻止细胞炎症。它可以有效对抗代谢综合征和 2 型糖尿病等疾病，同时有助于持续减肥。

事实上，肥胖本身就是一种疾病，这已经成为国际科学界的共识。《新型冠状病毒感染与肥胖：2021 世界分布图》报告发布于 2021 年的国际肥胖日。报告强调，肥胖的新型冠状病毒感染患者的并发症风险、对重症监护病房的需求更大。如果全球各国的政府希望为人类的健康长寿做出贡献，就必须采取两个基本步骤，特别是在大流行病肆虐的今天：其一是预防肥胖，其二是教育全民实现健康的生活方式。

体重管理不仅仅是计算热量，或摄入理想比例的碳水化合物、蛋白质以及脂肪那么简单。我们也必须时刻牢记其他重要因素，比如食物的选择甚至烹调过程。烹饪食物的方式会对成品的血糖指数造成巨大影响，从而影响它们对隐匿性炎症产生的效果。

下表展示了血糖指数和炎症指数两项数值，并囊括了一些食品、饮品的热量信息。你可以添加自己喜欢的食物，并通过网络轻松搜索相应的指数。搜索关键词有"……的血糖指数""……的 ω-6 脂肪酸和 ω-3 脂肪酸含量"或者"……每100 克热量"等。动动手指，将自己选取的食物和饮品填入表格，确定它们的血糖指数、炎症指数和热量，你会惊讶地发现原来这一系列操作是如此简单。这可以帮助大家做出恰到好处的饮食选择。

另一个应时刻铭记于心的关键点是，高血糖指数的饮食会作用于那些低血糖指数的饮食，后者的抗炎效果会因此受到影响。这是因为高血糖指数的饮食会引起过多的胰岛素分泌，从而激活脱饱和酶，促进花生四烯酸的生成。因此，我们需要考虑一餐中所有食物的组合而不仅仅是单品。

嗜酒人士的选择	血糖指数 低：<50 高：>70	炎症指数 ω-6/ω-3 脂肪酸 低：<4；高：>6	热量 100 毫升
啤酒	低	低	43
红酒	低	低	83
龙舌兰	低	低	213
伏特加	低	低	215
金汤力	低	低	377
可口可乐	高	低	42

食品名称	血糖指数 低：<50 高：>70	炎症指数 ω-6/ω-3 脂肪酸 低：<4；高：>6	热量 100 克
硬质小麦意大利面 全麦意大利面 荞麦面	低	低	120～160
法棍	高	高	248
牛角包	高	高	393
皮塔饼	高	高	290
薯条	高	高	539
巧克力榛子酱	高	高	547
生菜 黄瓜 芦笋 西葫芦 蘑菇 西蓝花 菠菜 花椰菜	低	低	15～35
鹰嘴豆 豆荚 扁豆	低	低	97～137
橙子 苹果	低	低	34～38
饼干	高	高	489
燕麦	低	低	389
玉米片	高	高	357

你可以试着将最喜欢的饮品或食品填入下表，确定它们的血糖指数和炎症指数是高还是低，并计算出每 100 毫升（饮品）或 100 克（食品）含有多少热量。

饮食名称	血糖指数 低：<50 高：>70	炎症指数 ω-6/ω-3 脂肪酸 低：<4；高：>6	热量 100 克或 100 毫升

第 7 章

从"对抗疾病"到
"健康长寿"

炎症与过度免疫反应

仔细研读进化论、纵观地球的历史，我们会发现原始、简单的有机体随着时光荏苒，演变出更加复杂的特性。这些特性让它们能够更好地适应周围的环境，活下去，然后生生不息。如上文所述，世界上有活 200 多年的鲸鱼，也有长生不老的水母。

另外，蝙蝠经过了几千万年的进化，在这个过程中持续学习着调节自身免疫系统和炎症反应的方法，已经完全逃离病毒感染的并发症了。

人类必须像蝙蝠一样，学着改变自身的生活方式，发展适合自己的专属预防策略，从而应对导致 21 世纪大流行病的一系列风险因素。

说起进化，新型冠状病毒感染的大流行也演化出一个理论。那就是生活方式、饮食方式和特定的保护因素可以帮助人类预防疾病及严重并发症。该策略与预防自身免疫性疾病的方法吻合。自身免疫性疾病恰恰是由无法调节过度炎症和过度免疫反应引发的。

虽然这是老生常谈，但不管是从伦理角度还是从道德角度来讲，延长人类的健康预期寿命、尽量减轻人类遭受的苦难对一个负责任的社会来说都至关重要。我们的目标应该是预防疾病的发生，而不是治疗疾病。从根本上讲，人类就不应该让疾病有触发的契机或蔓延的空间，不应该将医疗卫生机构的作用局限在治疗疾病上。对医疗机构来说，这是一笔不错的生意，但它无法让人类免遭苦难，也无法控制不可持续的高昂医疗支出。实际上，医保目前涵盖的大部分治疗针对的都是慢性退行性疾病，而这些疾病都与可预防的非健康衰老息息相关。

基因组学的进展日新月异，评估生物标志物的新平台也应运而生，这让我们能够更好地去认知风险因素、评估一系列减小生物学年龄的个人化策略是否有效，有助于人类通过研发更先进的预防策略来减缓或阻止衰老的步伐。

近期研究表明，两个因素相结合会促进过度炎症及环境引发的过度免疫反应。其一是诸如精制碳水化合物、糖、油炸食品、加工肉类和脂肪等促炎饮食。其二是保护性物质的缺乏。这种现象又会提升自身免疫性疾病触发因素的易感性。在已遭病毒感染的情况下，它们会增加重症和并发症的可能性。非健康饮食和生活方式造成疾病易感状态的另一个反面教材，来自新型冠状病毒感染重症病例。近年来，我们观察到的新冠重症病例恰恰印证了这一点。

改变人类生活的大流行病

新型冠状病毒感染像风暴一样肆虐人间，它不仅仅给人间带来了满目疮痍，还让人措手不及。我在迈阿密住了将近 30 年，飓风不时来袭；但飓风来临前，总会放出些许预警信号，让我们有充分的时间准备。我们能够针对飓风的发生率和严重性进行预测和计算，用类似"不确定性圆锥"的方式去了解即将席卷迈阿密的飓风。

一如在非洲海岸线西侧的大西洋中慢慢形成的飓风，它从起初的大气扰动演变为热带风暴，然后持续积攒能量、直抵巅峰。以同样的思路观察新型冠状病毒感染，令人痛心疾首的是，人类的准备工作极度缺乏。起初，人们认为空气飞沫无法实现这种病毒的传播，因此纷纷认为戴口罩无用。不久后，眼见欧洲陷入窘境，批判之声方才此起彼伏。显而易见，彼时的重症监护病房并未为袭来的危机做好充分的准备。每每回顾 2 年来发生的点点滴滴，我都会回想起笼罩人世间的种种苦楚和磨难——无人幸免。当一切似乎止步不前之际，我的人生突然被全新的挑战淹没，我们随即转变了研究方向。突如其来的新状况考验了团队的核心反应能力，让我们的使命变成了尽自己所能拯救身边的人。新型冠状病毒感染大流行改变的不仅仅是我们的专业方向，还有我的生活。

我个人的风暴名叫王妮，她彻底地改写了我的整个生命。近年来，我们仅在不同场合偶尔碰面，以朋友的身份攀谈。就像两颗陨石在迈阿密、纽约或者米兰的点位相遇，然后迅速分开，沿着属于自己的轨道头也不回地前行。

偶然间，我发现我们俩都待在迈阿密，那时王妮跟她的母亲正在造访这座城市。霎时间，所有飞往中国的航班被宣布停飞 2 周，随后又变成无限期延迟，因此王妮的短假变成了更长的滞留。在这场意料之外的危机中，我们的轨道重合了，彼此的引力场让双方紧紧相吸。我们俩在 2021 年 6 月结婚了。

可能有人会奇怪，这么私人性质的插曲跟大流行病带来的天翻地覆的变化又有何干？在整个封锁期，王妮始终陪伴在我左右，我们为彼此纾解压力，化解疲惫。有时，在迈阿密大学附属医院重症监护室的几小时让我心如死灰，恍恍惚惚归家后依然无法摆脱恼人的无助感。而王妮永远在那里等待着我。她的能量、美丽、创造力和智慧宛如一道道夺目的光芒，在前所未有的绝境中照亮了我最灰暗的日子。我们执彼此之手、穷尽思绪，希望能做点什么来阻止新型冠状病毒感染带来的绝望与灾难。

由于糖尿病临床试验被迫因封锁而搁置，我们重新调整了研究方向，希望拯救更多新型冠状病毒感染重症患者。他们当中的很多人患有糖尿病，这也促使我们进一步思考阻止疾病恶化的方法。在这个阶段，王妮带来的影响至关重要，因为我们始终与中国的医疗中心保持着密切联系。中国的医疗中心在开发疗法方面要领先于我们。我发现，除了注射干细胞，亚洲一些传统的天然产品很可能帮助我们减缓疾病的恶化。此外，王妮对跑步的热情及坚持践行的系统锻炼则让我灵光一闪，我意识到也许天然保护性物质和强健的体魄是相辅相成的。很幸运，我们家有训练椅、跑步机，还有齐全的功能性力量训练设备，因此我们可以在健身场所纷纷关闭的封锁期继续锻炼。我开始思考体育锻炼、营养与保护性物质之间相得益彰的作用，意识到这可以帮助我们预防慢性疾病、降低新冠重症并发症带来的风险。

解密免疫力和长寿之谜

在意大利第一波新型冠状病毒感染流行期间，我们在罗马与来自罗马第二大学、罗马大学、米兰圣拉斐尔医院和意大利国家卫生院的专家举行了会议。恩里科·加拉奇教授是一位德高望重的免疫学和病毒学专家，他在意大利国立卫生研究院和卫生与公共服务部身兼要职。会上，加拉奇教授对蝙蝠展开了评论，提到这是一种对病毒感染具有显著抵抗力的生物。这段发言引起了我的注意。随后我了解到，与尺寸类似的动物相比，蝙蝠还格外长寿。比如老鼠的寿命是 2 ～ 3 年，而蝙蝠足足能活 40 多年。

大众普遍认为蝙蝠是啮齿动物，其实它属于翼手动物，翼手目囊括了 1400 多种蝙蝠。其实，近期的一项基因分析将蝙蝠归为超目，该超目还包括超百年鲸鱼这样的动物。蝙蝠进化了几千万年，学会了如何调节炎症反应和超免疫反应，能够抵御严重的病毒感染和自身免疫性疾病。因此，蝙蝠悠然自得地享受着健康长寿。

在意大利这次会议期间，我萌生了一个想法，将我们的项目命名为"蝙蝠侠计划"。我们发起了一项国际科学家合作，致力于研究食物中的生物活性成分如何对抗新型冠状病毒感染、自身免疫性疾病及与年龄相关的一系列退行性疾病。我们研究了多酚和长寿因子激活剂的组合，这种组合最初是作为抗衰药物研发的。

实验呈现出的效果令人惊讶。这种纯天然、非药物的产品组合对于抑制新型冠状病毒在感染细胞上的复制效果显著，并非减少 10% ～ 20% 的量级，而是整整降低了 99%。这种疗法对 A 型流感病毒也有效果，无论是什么毒株、无论毒株怎样变异，它都能起到抑制病毒复制的作用。

我挺喜欢"蝙蝠侠计划"这个名字，但蝙蝠侠在性别上不够中立，因此也受到了一些指摘。为了避免冒犯任何人，我将名称改成了"对抗疾病和健康长寿"，在 Instagram（照片墙）上设置了公开账号，并建设了独立网站（https://www.fit4pandemic.org/）。

从蝙蝠侠计划到对抗疾病

我有幸编纂了两本著作的意大利文版本，一本是大卫·辛克莱的《长寿：当人类不再衰老》，另一本是巴里·西尔斯的《全效区域饮食法》，这两本书深深地影响了我的思想演变，都由韦尔杜奇出版社出版。感谢我第二任妻子帕特里齐亚·韦尔杜奇的鼎力支持，该出版社还出版了我们基金会的官方期刊《治愈联盟》。基金会旨在促进科学信息共享，以推动更为紧密的国际合作。在彼此家庭相继发生悲剧的几个月内，我们俩共同成立了这个基金会：我失去了父亲南尼，而帕特里齐亚失去了她的丈夫罗马诺·马拉沃尔塔。两位都是 21 世纪三大流行病的受害者，罹患了与老龄相关的退行性疾病和自身免疫性疾病。

大卫·辛克莱是诸多生物学年龄逆转策略的开拓者，他将这些创新的前沿理论运用到了自己身上，效果显著。他曾经将自己的生物学年龄减小了 20 岁，不过该假说尚未得到严格的临床研究的验证。尽管如此，为他的反范式假说深深着迷的我，毅然同意编纂其作品的意大利文版。2020年12月，著名期刊《自然》发表了辛克莱的开创性研究，其研究在临床前模型系统中证明了衰老的逆转，该期封面设定了"时光倒流"主题。辛克莱在他的书中解释了"年轻信息"的可逆损耗如何导致衰老，而持续丢失该信息则有损健康预期寿命的潜能。

找到预防糖尿病、彻底治愈糖尿病的方法始终是我职业生涯所追求的重中之重。因此，辛克莱的研究立马吸引了我的眼球。科学杂志《柳叶刀》近期发表的一项研究显示，糖尿病的特点是加速衰老。如果10岁前确诊，其预期寿命将缩短20年。然而，研究人员已经证明，接受二甲双胍药物治疗的成年患者比未患糖尿病、未服用该药物的同龄人寿命更长。不出意外，许多现行的科学研究正在对二甲双胍能否延长人类健康预期寿命进行评估。预防年龄相关疾病的研究和预防糖尿病相关的加速衰老研究正趋于互补和协同。

我们目前正在研究如何重置表观基因组，让衰老的时钟走得慢一些。新策略证明，将锻炼、生活方式和更多的保护分子相结合可以有效减缓生理衰老。

话说回来，个人化的医疗干预措施可以延长健康预期寿命，我们又能用这些预防措施做些什么呢？随着科技的进步和基因分析成本的不断下降，有效的干预已经成为可能。另一个有利于减缓衰老的因素在于表观基因组标志物分析平台的开发，它可以确定个体的生物学年龄。个体的生物学年龄可能与时序年龄大相径庭。

饮食引起的慢性炎症正日益成为许多退行性疾病并发和恶化的重要因素，比如肥胖、糖尿病、心血管疾病、骨关节疾病、神经退行性疾病、自身免疫性疾病和癌症等。我们逐渐认识到，西方非健康饮食的演变，加上保护性因素的逐渐缺乏，生成了一个易感疾病的大环境。

让我们回到起点，思索方才从蝙蝠等物种身上学到的知识。尽管体形相似，但蝙蝠比老鼠（啮齿动物）的寿命要长上十倍有余。有趣的是，如果将啮齿动物和蝙蝠等同视之，它们占哺乳动物种群的半数以上。蝙蝠的生存策略暗示，人类也可以更加长寿。

与 21 世纪大流行病奋战到底

蝙蝠是群居生物，处于传染病传播的理想条件下。它们是多种病毒的携带者，有些病毒对人类可能是致命的，包括狂犬病毒、埃博拉病毒、马尔堡病毒、尼帕病毒、亨德拉病毒、新冠病毒、中东呼吸综合征冠状病毒。事实上，研究认为蝙蝠是冠状病毒的起源，它们通过中间物种将病毒传播给人类，这些中间物种是人类感染病毒链条中的最后环节。

虽然身携病毒，但在漫长的进化过程中，蝙蝠学会了调节过度炎症反应，并发展出一种超免疫力。这种超免疫力可能会引起细胞因子的炎症风暴，比如令人胆寒的新型冠状病毒感染重症患者身上可见的细胞因子。同时，蝙蝠具有强大的自噬能力。

自噬是一种"自体吞噬"过程，可以分解细胞，然后回收受损蛋白质和细胞。这使细胞免受病毒侵扰，还可以避免激活炎性小体与过度炎症反应。

由于上述过程，蝙蝠对病毒有很强的耐受力，可以避免出现临床症状。不难理解，蝙蝠调节炎症的过程和延长健康寿命的能力与其自噬息息相关。

通过注入抗炎和免疫调节细胞来治疗 1 型糖尿病等自身免疫性疾病，不仅成为可能，而且或许是目前最好的选择。类似方案已被证明可以预防长期 1 型糖尿病所导致的慢性并发症，还用于治疗新冠重症并发急性呼吸窘迫综合征，这类患者往往到了插管或吸氧的地步。研究结果证实了我们的假设，通过细胞疗法来治疗 1 型糖尿病和其他自身免疫性疾病不再是天方夜谭。

用这种疗法来治疗新型冠状病毒感染重症的效果是惊人的。在接受 1 个月的干细胞治疗（每隔三天注射两次，每次注射 1 亿个细胞）后，85 岁以下的患者（占总人数的 91%）和并发糖尿病的患者都存活了下来，他们当中的大多数甚至在 2 周以内就康复了。

不幸的是，对照组的结果截然相反，令人叹惋。对照组同样是重症患者，然而研究人员为他们注射的是两剂等量的生理溶液。在没有注射干细胞的情况下，对照组尽管已经接受了最好的规范化护理，仍然有超过55%的患者于1个月内死亡，而幸存者中有80%在对照研究结束前一直住院治疗。

正是在那段风起云涌的时期，我在重症监护室致力于通过细胞疗法抢救新冠重症患者。突然，我产生了一个念头，能不能提出一个预防和保护方案来阻止疾病向重症阶段发展呢？我们的研究致力于阻止自身免疫性疾病和其他非健康衰老相关疾病进一步恶化。令人惊讶的是，阻止新型冠状病毒感染进一步恶化的治疗方案与我们此前研究的策略如出一辙，只需进行微调。

对抗疾病项目向健康长寿计划转化的目标，是研究食物的生物活性成分如何进一步融入一整套策略，策略还包括锻炼和健康饮食。生物活性成分包括天然保护性物质，它们有益于人类的生理健康。这套策略是否可以调节炎症、免疫力，以及其他与疾病进程、严重程度相关的变量呢？

越来越多的证据表明，饮食诱发的慢性炎症成为一个重大风险因素，会影响上述许多退行性疾病的发作和进展。考虑到这些，我决定开展一项名为对抗疾病的研究，也可以将其命名为健康长寿，其寓意与延长健康预期寿命的目标吻合。

按照惯例，提出一项新方案，需要通过多年严格的临床试验来验证假设是否正确。不过，我本人能够对自己启动的新方案做出非官方定论的初步评估。由于始终奋战在抗击新型冠状病毒感染的一线，常常暴露在风险之中，我先后感染了三次新冠病毒。第一次，我没有任何症状，检测抗体后才发现自己感染了。第二次，我低热约有两天，并感到乏力。第三次几乎是无症状，只是有两天觉得微微感冒。

令我百思不得其解的是，距自己接种两剂莫德纳疫苗已经过去了1年多。在接种加强疫苗前，我测过自己的抗体，发现抗体仍然呈强阳性，因此我推迟了加强疫苗的接种。根据我的个人经验，接种第二针疫苗后出现的副作用比三次新冠病毒感染产生的所有症状还要多。

迄今为止，还没有严谨的科研证据让我能够宣布对抗疾病方案使我不易受到新冠的蚕食。但是，我将继续恪守相应的准则，因为我相信该方案的潜力，并且方案本身仅依靠非处方天然物质实现。对于亲朋好友以及向我请教的患者，我都向他们推荐过这套方案。同时，我也提醒大家，如打算采用，需分别咨询各自主治医生的建议。

2022年4月1日，我年满65岁，更加深刻地意识到人类可以在顺应时序年龄增长的同时，通过更大的努力来延缓生理衰老。长久以来，我对自己的健康置若罔闻，总陷在"工作繁忙、兹事体大，不敢妄求片刻休憩"的固执思维里。时至今日，我终于意识到，是时候纠正过去几十年累积下来的种种过错了，从此刻开始，我应该致力于实现一种更健康的生活方式。如果希望自己的建议得到认可，那么以身作则是最基本的前提。我希望保持相对健康，延长自己的健康预期寿命，去帮助更多跟自己有同样追求的人。我完全明白，如果不从自身开始改变，就没有资格要求其他人改变。

我的目标是让人类更加健康长寿，同时尽可能多地陪伴我的妻子王妮，给予我的三个孩子卡泰丽娜、埃利安娜和卡洛更多的父爱。如果足够幸运，我甚至能亲眼看见三个孙儿雷昂纳多、吉尼芙拉和洛伦佐大学毕业的场面。我深信，我们这一代人都怀着同样的心愿。因此，我决心致力于继续微调方案，将其公布在网站（https://www.fit4healthspan.org/）上，并在未来根据最新情报持续做出更新。

我希望在今后的日子里，能够继续展开国际合作，吸纳更多同事、医生、科学家和患者的意见与贡献，将该方案发扬光大。从人类胰腺中提取胰岛的方法将我引领到此时此刻。而得益于诸多国际合作，这项始发于 1986 年的疗法仍在日益精进。

每时每刻，我都行进在研究糖尿病疗法的征程中。我和同事们正在进行一场至关重要的临床试验，希望开发出取之不尽、用之不竭的胰岛素分泌细胞，同时寻求各种可以避免使用抗排斥药物的对策。

这两种策略相结合，最终必能让我们实现研制糖尿病生物疗法的梦想。而间充质干细胞和对抗疾病方案则能够规避糖尿病慢性并发症，甚至可以在成功治疗后预防疾病复发。

我自然不是第一个断言"没有预防遑论疗法"之人。无论采取整个器官（胰腺）移植，还是采取微器官（胰岛）移植的形式，在成功移植胰岛素分泌细胞后，预防策略对于防止 1 型糖尿病复发都可谓至关重要。

从蝙蝠到人类：
维生素 D_3 和 ω-3 脂肪酸
如何提升免疫力和延缓衰老

相关领域发布了一项研究，研究人员在 2.6 万名患者身上连续 5 年测试了维生素 D_3 和 ω-3 脂肪酸对自身免疫性疾病的影响。数据显示，在日常饮食中补充维生素 D_3 和 ω-3 脂肪酸的患者相较于未补充的，自身免疫性疾病的发病率降低了 25% ～ 30%。此外，多补充 2 年维生素 D_3 的效力更为显著；对于研究开始前连续 2 年服用维生素 D_3 的受试者，其自身免疫性疾病风险则降低了 39%。

对欧洲八国 2.5 万多名受试者展开的另一项研究表明，如果患者已产生谷氨酸脱羧酶抗体（表明糖尿病风险的自身抗体），且 ω-3 脂肪酸水平较低，其罹患糖尿病的风险将高出四倍。这意味着摄取鱼类或高水平的 ω-3 脂肪酸可以帮助高危人群尽可能远离糖尿病风险，哪怕已形成谷氨酸脱羧酶抗体。谷氨酸脱羧酶是在胰岛 B 细胞中发现的酶。针对这种酶的抗体会对胰岛 B 细胞造成损害，这是触发 1 型糖尿病的风险因素。

实际上，维生素 D 可以调节许多与炎症机制有关的基因，我们根据临床前研究和初步临床研究评估了维生素 D 和 ω-3 脂肪酸补剂的效果。它们会影响先天免疫，减少炎症细胞因子，包括新型冠状病毒感染重症患者身上的细胞因子。上文提及的流行病都与易感促炎疾病相关，这些营养素可以帮助我们与相关的流行病进行抗争。

来自世界各地的 200 余名医生和科学家共同签署了一封公开信，支持增加维生素 D_3 的推荐用量，来预防新型冠状病毒感染重症。顺便提一句，大卫·辛克莱也签了名。由于深信维生素 D_3 可以延长健康预期寿命，他自己已经开始服用了。这再次凸显了健康预期寿命与 21 世纪大流行病的控制是一脉相承的。

几年前，对抗疾病方案尚未形成时，我提出了方案中的一部分构想。当时，由于缺乏临床试验的严格证明，我受到了非议。然而，新型冠状病毒感染造成的紧急事态引发了人们的关注，越来越多的证据或直接或间接地指出对抗疾病方案有它的道理。此方案渐渐赢得了各方人士的肯定，世界各地越来越多的同行开始承认 ω-3 脂肪酸以及方案中提到的其他物质可产生的积极作用。

尽管如此，请容许我再次强调，无论是作为预防对策还是作为治疗对策，这个方案都尚未经过严格的大型对照研究的证明。方案提供了我本人每天服用的一系列保护性物质，它结合体育锻炼与健康饮食，能降低疾病转成重症的风险。

然而，这些助我一臂之力的保护性物质组合被照搬后，未必对另一个人同样有效。因此，使用前请务必咨询自己的医生。

研究业已揭示 ω-3 脂肪酸和维生素 D_3 对自身免疫性疾病有保护性作用，科研人员仍在继续开展随机对照试验，测试补剂对 1 型糖尿病等产生的效力。试验旨在验证 ω-3 脂肪酸和维生素 D_3 服用剂量的增加是否可以在糖尿病的所有阶段起到保护作用。不过研究也证明了一点，那就是比起疾病急性发作后再治疗，提前预防疾病要简单得多。就自身免疫性疾病的预防层面而言，最佳结果出现在坚持服用补剂 2 年以上的受试者中。

一旦急性自身免疫性疾病发作，我们可以尽一切努力来调节疾病进程，但比在疾病早期就干预要困难得多。早期是指疾病最初呈现迹象之际，如自身抗体出现。

当然，我的建议仍需经过随机对照试验的检验，随机对照试验对于验证补剂可能产生的长期益处仍是最基础的一环。然而，史无前例的大流行病俨然成为一场迫在眉睫的危机。残酷的病痛可容不得人类再等 1 年、2 年甚至好几年。这就是为什么我们当中的很多研究人员都在基于临床前研究、早期临床研究，甚至数十年前研究总结的已知信息，去探索天然的、非药物的解决方案。

新型冠状病毒感染这一大流行病暴发了，已到千钧一发之际，我们决定立即启动对抗疾病计划，力求帮助大家调节异常炎症及可能导致上述健康问题的免疫反应。

以下建议旨在帮助我们维持健康的免疫系统，延长健康预期寿命。它是一种减缓疾病进展的早期干预，并非治疗。如果已成为某种疾病的重症患者，该建议将无法奏效。虽然是老生常谈了，但请牢记，尝试任何新疗法前都应谨慎咨询自己的医生。

我的抗衰之选

维生素 D_3

我的 25- 羟基维生素 D 水平很低（低于 30 纳克 / 毫升），因此我连续几个月每周服用一次 50 000 IU 维生素 D_3。方案中的理想水平是 40 ～ 80 纳克 / 毫升，在近期水平超过 80 纳克 / 毫升后，我便将剂量减半，现在每 2 周服用一次或每个月服用两次 50 000 IU 维生素 D_3。

新冠患者补充维生素 D 有助于早日康复。事实上，保证一定水平的维生素 D 似乎不仅可以减少急性感染及其导致的呼吸道问题，还能减小失去嗅觉与味觉的风险。

全球大流行病的数据表明，维生素 D 的缺乏与死亡率之间存在正相关。这项研究由美国西北大学发起，数据来源遍布全球，包括美国、意大利、德国、法国、西班牙、中国、伊朗、英国、韩国和瑞士。引起研究人员注意的是，在全民维生素 D 水平最低的国家，患者受流行病影响最大，整体死亡率也最高。结论是维生素 D 的缺乏促进了细胞因子风暴。这是一种过度炎症状态，会导致患者肺部受损，进而引起急性呼吸窘迫综合征。而这恰恰是新型冠状病毒大流行造成大量死亡的原因。在许多情况下，病毒本身并非造成重症和死亡的直接因素，真正的杀手是异常免疫反应和异常炎症反应。

此外，近期《英国医学杂志》发表的研究证实，连续服用维生素 D 2 年以上的人可以预防 39% 的自身免疫性疾病。我自己对 1 型糖尿病的研究也证实，1 型糖尿病的严重程度与体内维生素 D 缺乏的程度密切相关（里科尔迪等人未发表的研究结果）。重申重点，预防疾病永远比病情严重后再加以干预重要得多。因此，一项关于重症住院患者服用维生素 D 的实验并未奏效。这是一个并不出人意料的结果。

维生素 C

以水果和蔬菜为基础的均衡膳食能够确保足够的维生素 C。通过每天摄入 4 ～ 6 份果蔬，或像我一样每天服用 1 克维生素 C 胶囊，就能够将体内的维生素 C 维持在 50 微摩尔 / 升的水平。延长 14 年预期寿命涉及四大要素（见本书第九章），而适量的维生素 C 恰恰是其中一点。一些重症监护病房也会让患者服用维生素 C 来对抗新型冠状病毒感染。肥胖患者、糖尿病患者和慢性疾病的老龄患者，可以明显发现维生素 C 能够调节炎症、预防感染。

ω-3 脂肪酸

由于自己的 AA/EPA 比值远高于理想范围，我本人每天会服用 5 克 ω-3 脂肪酸。如前文所述，ω-3 脂肪酸在水产、鱼油补剂、亚麻籽油中都有。

关于摄取鱼类有益健康的证据层出不穷，科学研究表明，补充 ω-3 脂肪酸的好处日益明晰。足够的 ω-3 脂肪酸与全因死亡率的下降有确切关联。近期研究还表明，足量的 ω-3 脂肪酸可以降低高危人群罹患 1 型糖尿病的风险。

紫檀芪、虎杖苷、和厚朴酚、鞣花酸

我每天服用 2.2 克多酚和近期研发的长寿因子激活剂组合。这些天然保护分子来源于植物，最初用于抗衰领域的研究。令人惊讶的是，正在进行的研究显示，它们具有额外的保护功能，有助于延长健康预期寿命。这些益处包括改善胰岛素分泌、改善神经分化、防止神经退行性病变、保护心脏以及对

抗一些病毒。

1991 年，麻省理工学院莱昂纳多·格伦特教授率先开展了关于长寿因子的研究。近期，大卫·辛克莱致力于研究一种新的长寿因子。35 岁后，体内的长寿蛋白质含量开始下降；60 岁后则只能生成少量。长寿因子的日益减少，导致身体机能日趋下降，从而缩短了健康预期寿命。临床前试验模型显示，长寿因子可以通过热量限制来激活，这可能极大程度地延长健康预期寿命。

来源于植物的特定天然化合物也可以激活长寿因子。这些主要生长在亚洲的天然物质包括紫檀芪、虎杖苷、和厚朴酚和鞣花酸。果蔬也含有天然长寿因子激活剂，而这几种草本补剂可以防止果蔬的过量摄取。从蔬菜中摄入长寿因子激活剂与从补剂中摄取长寿因子激活剂都是可行的，后者可以减少过度的热量摄取。

罗马第二大学和罗马大学的近期研究表明，长寿因子能抑制甲型流感病毒和新型冠状病毒的复制，调节炎症反应与免疫反应，让人类更加健康长寿，让免疫系统更加行之有效地对抗病毒感染。

有人可能会表示反对，认为没必要服用保护性物质补剂，毕竟简简单单地遵循均衡而健康的膳食也能达到同样的效果。诚然，健康的地中海饮食法就大有裨益，但人类很难仅通过食物就获取足够的保护性物质。随着年龄的增长，效果更是大打折扣。暂且不论大量鱼类都暗藏着被污染的风险，如果想要摄取足量的保护性物质，恐怕无法在控制热量、摄取推荐膳食量的基础上达成，而是不得不摄取过量的食物。

为了对抗 21 世纪大流行病，延长健康预期寿命，我们每天应该服用足量的保护性物质。下表展示了为获取足量的保护性物质，应该摄取多少酒水、鱼类、水果、蔬菜或鸡蛋。

保护性物质	每日食物摄取	摄入热量（千卡）
40 毫克白藜芦醇	10～12 升红酒 27 升白酒 33～60 千克黑葡萄 22 千克花生 13 千克可可	6 000～7 000 17 550 21 650～3 900 124 740 2964
60 毫克紫檀芪	10 千克蓝莓 16 千克黑加仑	5700 10 800
200 毫克虎杖苷	200 克槐树提取物	难以找到或消化
5 克 ω-3 脂肪酸	6 千克龙虾 2 千克金枪鱼 600 克三文鱼	8580 2588 1236
1 克维生素 C	2.25 千克橙子 7.75 千克新鲜红辣椒	1012 300
4000IU 维生素 D	91 个鸡蛋	6542

一方面，我们应持续提高自己的认知能力，理解特定营养素会影响 21 世纪大流行病的发生与进程；另一方面，我们也

要理解，日渐深入人心的健康饮食和体育锻炼固然重要，但两者只是基础，单兵作战还远远不够。只有健康均衡的饮食、恰到好处的生活方式与特定的保护性补剂相结合，人类才能够抵御 21 世纪大流行病的侵袭，甚至战胜它们。

不幸的是，我们已经深刻地认识到，光靠疫苗来对抗层出不穷的病毒变种是不现实的。近期正在进行的一些重要研究，尝试通过体外观察来明确病毒复制的机制，这并不局限于个别变种或某种特定形态的病毒。研究结果可能会为"天然"疗法与对策的发展开启一扇新的大门。除了疫苗注射、药物干预，"天然"疗法同样可以减缓或阻止病毒感染的进程。

这些新策略尚未在大规模临床试验中得到严谨的科学认证，这又是什么原因呢？

无论是用间充质干细胞治疗重症，还是用天然物质预防疾病发生、延缓疾病进展，一系列相关试验都需要大量资金，才有可能诉诸实践并最终获得有关部门的正式批准。然而，似乎从没有金主对这件事产生过兴趣。也许有一部分原因是，天然物质不像其他疗法能产生数十亿美元的惊人利润；或者这些疗法过于简单，没法申请专利，也没法获利，毕竟以营利为目的的医疗卫生系统无法通过预防疾病来获取经费。

现实如此可悲。医生不愿意采纳非药物的替代性治疗策略，而那些愿意一试的先驱者往往会被"逐出医门"。

完成严谨的大规模试验所需的成本、资源和基础设施依然在不断增加，导致医生和科研人员无力尝试通过非药物的天然疗法去预防疾病的发展。医生和患者只能苦苦等待，期待着一位能够克服经济和监管双重障碍的金主从天而降。只有极少数人可以决定要继续研发哪些有利可图的治疗方法，以及在成功获批"循证医学"后，谁有资格触达这种疗法。任何一种新疗法的研发都要面临重重阻碍，这不仅包括种种极为严苛的要求，还涉及财政上无法支撑的监管路径。我们当中的一些人将这种医疗领域称为"死亡之谷"。

一个时代永远地结束了，医生再也不能根据数十年的行医经验治愈一名患者，然后研发出一种适用于所有类似患者的治疗方法。

以我个人之见，现存的唯一希望在于由保险供给者或大型自保公司提供资金。预防疾病的对策无法直接产生经济效益，但这些团体可以通过下游储蓄来获益。各大基金会和联邦学院可以同那些不仅仅关注利润的产业合作，从而支持那些旨在研究新方案的非营利学术组织，为它们严格的大规模临床试验和科研工作提供支持。

正因如此，健康长寿项目携手治疗联盟，努力寻求着一切可能的合作者。无论是机构、大型基金会还是私人资源，我们都期待着你的加盟，从而支持一项可能改变现有国际卫生医疗的倡议，共同战胜 21 世纪大流行病，延长人类的健康预期寿命。

第 8 章

起身奔跑吧！
起码先走起来

生命在于运动

生命在于运动。毫无疑问，没有运动就没有生命。从原子的角度来看，元素通过运动进行结合、形成分子，在寻找稳定键的同时交换电子。人体内的细胞是微小而复杂的结构化有机体，细胞内的活动生生不息。而物质通过细胞膜进进出出，正是这种连续运动让细胞与外界产生了联系。

如果把我们的组织、器官和身体视作整体，这是一个运动的结构，即便人体处于休憩的状态也如此。人类经历了一系列进化过程，才成为以双足站立、在周遭空间中自如移动并能与环境产生互动的哺乳动物，这都要归功于运动。

通过仔细的观察，我们意识到个体从孕育到发育完成的过程可以追溯到系统发生或物种的发展。因此，原本只能滚来滚去的婴儿渐渐学会了爬行，最终靠下肢站立起来，开始探索周围的空间。运动在每个发育阶段都起着至关重要的作用。

讨论到这里，有人可能会提出异议：身体一旦从生物体的角度彻底成熟，为了活得更久，难道不应该尽量节约能量、仅以最低限度的运动量来维持生命吗？真相可未必如此。

身体活动与健康之间关系的最早研究

身体活动对于保持理想的健康状态来说至关重要，该观点已得到了广泛认同。在不同时代、不同的文化背景之下，人们普遍接受了这一概念。我们西方人最熟悉的可能是现代医学之父希波克拉底的一句话："如果给人得当的营养和适量的运动，增之一分则嫌多、减之一分则嫌少，人类便寻得健康之道。"

同样知名的还有吉罗拉莫·梅库里亚勒的讽刺诗中的一段拉丁文——"高尚的灵魂孕于强健的身体"，这让运动的概念变得更为广泛。吉罗拉莫是意大利弗利的一名医生，他在 1569 年撰写了第一部运动医学教科书《体育艺术》，强调身体锻炼对于预防和治疗疾病都具有不可小觑的作用。

全民都知道身体活动和人类健康息息相关。然而在过去的 300 年间，医疗领域并未就两者的关系付诸太多调研，而努力将身体活动作为预防或治疗疾病的对策的人更是凤毛麟角。人类甚至反其道而行之，热衷于用自动化过程来代替体力活动，让机器去做那些原本由人类自己践行的事情。自动化为人类社会带来了诸多裨益，让我们生活在一个科技发达的时代。遗憾的是，这也导致人类更倾向于久坐不动的生活方式。

好在医学科学界并非完全无人研究身体活动带来的益处。几个世纪以来，一直有学者对该课题抱有兴趣。其中，开启现代身体活动流行病学的关键人物则是杰里米·莫里斯。

莫里斯 1910 年出生于苏格兰，是一名流行病学家，致力于研究身体活动对于预防心血管疾病的作用。他指出，某类患者——比如律师、工程师这种要求久坐不动的职业人群有着更大的心血管疾病隐患。莫里斯的直觉告诉他，这种相对大的心血管风险来源于身体活动的缺乏；而他的同行则普遍认为，这是由于此类人群在工作中过度"用脑"、压力积累过度。

根据科学的方法论，如果没有初期数据支持、中期数据分析，并且最终没有在特定学术期刊上发表分析，只靠观察和直觉可谓百无一用。因此，莫里斯决定开展一项观察研究，对比伦敦公共交通系统中两个截然不同的工种：双层巴士司机和售票员。比对内容是两组人群因心血管疾病而早逝的概率。

莫里斯指出，与久坐不动的司机相比，售票员的心血管疾病死亡率要低得多。因为售票员的活动量更大，他们不仅需要站立很长时间，还得在巴士的两层间来回上下穿梭。1953 年，莫里斯将实验结果发表在科学杂志《柳叶刀》上。

莫里斯并未就此止步。他进一步扩大研究对象，对英国邮政系统的雇员进行了深入分析，再次印证了同样的结论：比起邮政办公室的文职人员，四处送信的邮差不易患上心血管疾病。莫里斯的研究为身体活动、健康与长寿之间的关系开拓了新的科研方向，成为该领域强有力的基石。

尽管这项前所未有的研究采用了科学的方法论，并在医学期刊上进行了发表，但实验本身仅通过问卷调查来衡量受试者的身体活动量，本质上仍是观察性质的。后来，一些学者引入了客观测量法，这项研究才又迈出了至关重要的一步。其中不容忽视的重要人物当属美国流行病学家史蒂文·布莱尔教授。

布莱尔曾在一段职业生涯中任达拉斯库珀研究所所长。库珀研究所是由肯尼思·库珀博士创立的私人诊所，迄今初心不改。库珀博士曾是一名空军上校，热衷于研究有氧运动对健康的积极作用。库珀以自己的名字命名了一项测试，它通过连续12分钟跑步来测量个体的有氧运动能力。一定有不少读者曾在学校的体育课上接受过这项测试。

库珀博士的诊所会定期对受试者进行全面体检，评估其总体健康水平。布莱尔则更进一步，提出在标准清单上增加一些测试，包括血液检测、血压测量及心肺听诊等。此外，他还增设了一项附加测试，这对于整套体检来说创新性十足。测试要求受试者在跑步机上跑步，以特定配速的步行速度起步，每分钟增加1%的坡度。一旦受试者精疲力竭、再也无以为继，测试便宣告结束。显然，持续时间越长，坡度就越高，努力维持运动所反映的能力也越强。这种能力被定义为"体适能"。

布莱尔将所有受试者按体适能的强弱程度分为五组，第一组到第五组的体适能由弱至强递增。此后，研究人员在多年间持续对受试者进行随访，并定期重新测试。

1989 年，布莱尔在《美国医学会杂志》上发表了一篇举足轻重的文章，揭晓了实验研究结果：受试者体适能水平越高，罹患心血管疾病的风险就越低，死亡率也越低。健康、有效运行的心血管系统部分得益于遗传，但在很大程度上也是规律身体活动的结果。运动不仅有益于心血管健康，对个人的整体健康水平也十分关键。

今时今日，我们倾向于认为"身强体壮"的人更健康。布莱尔的研究强调了另一个事实：即便体内存在致病风险因素，强大的体适能也能够起到积极作用；实际上，即使一个人超重、吸烟或患有轻微的高血压，强健的体魄也能增加健康（或减少不健康）的可能性。从相反的角度来看，缺乏身体活动反而是一项危险因素，与吸烟、高血压、肥胖和高胆固醇血症类似，是一种独立存在的风险。

是身体活动还是体育锻炼

在过去的 20 年间，关于衰老的研究主要集中在身体活动和体育锻炼上。这两种表达经常交叠使用，却截然不同。

身体活动指与静息状态相比会增加能量消耗的所有运动；而体育锻炼是体育活动的细分项，包括所有出于特定目的（康复、美学、身体机能）和遵循一定时长、强度、频率的涉及人体运动的活动。

走路、爬楼梯、遛狗、四处闲逛、骑自行车都是身体活动的形式；有氧运动、为一项体育运动而举铁、在游泳池里游五十圈则是体育锻炼的形式。

那么，哪种更胜一筹？是结构缜密、为追求某个目标而进行的体育锻炼更好，还是自由随性的身体活动效果更佳呢？

如前所述，身体活动和体育锻炼对人类健康影响的研究尚不深入，是 20 世纪下半叶才提出的新课题。诚然，我们需要更加深入地理解运动的方方面面，但显而易见的是，运动与整体健康状况息息相关，能够降低死亡风险，特别是心血管疾病的死亡风险。

1996 年，美国卫生总署发表了一份重要报告，报告提出"缺乏身体活动会导致整体健康状况恶化"，对于久坐不动的受试者来说，仅仅是从完全不活动渐渐过渡到适度活动，也能显著改善健康状况。也就是说，在有限的时间内非特定的身体活动对于久坐不动的受试者能起到改善健康状况的作用。如果追求不断改善总体健康水平或提升某些特定参数，就有必要有效引用一些变量，比如运动强度、时长和类型。这就要求将身体活动转变成有组织、有计划、有控制的体育锻炼。这恰恰印证了"量效"效应，身体活动（或体育运动）的"剂量"越大，成效越大。

显然，这并不意味着日常的身体活动是无用功。身体活动对于久坐不动的受试者来说具有明显的作用。对这类人群来说，从完全不动到开始进行适量活动能带来立竿见影的好处。但对平常就相对活跃的受试者来说则不然。比如经常步行、爬楼的人要想获得更大收益，仅增强平常的身体活动还远远不够。这类活跃人群需要执行特定的活动，比如日常有氧运动、重训，或越野滑雪、骑自行车、慢跑这种户外限定活动，简言之，就是任何能增加"强度"变量的活动。

理想的做法是日常保持活跃，经常四处漫步或骑行，选择爬楼梯而不是乘电梯；在这些基本活动的基础上，每周进行两到三次有组织的体育锻炼，最好有经验丰富、资质完备的专业人士进行指导。

是有氧运动还是力量训练

了解身体活动和体育锻炼有助于保持体形、延长健康预期寿命后，我们试着更深入地来学习一下各式各样的锻炼吧。最有效同时也是最明显的划分方式就是有氧运动和无氧运动。

通过有氧代谢提供所需能量的运动就是有氧运动。有氧运动可以使能量底物（主要是糖和脂肪）氧化，随着时间的拉长，能够产生大量的能量；然而，运动强度不宜过大，这样才能让系统源源不断地产生能量。有氧运动的强度相对较低，可以持续较长时间，如步行、跑步、游泳、骑自行车、越野滑雪。

无氧运动则不需要通过氧气来产生能量，它本身就能在短时间内产生大量能量。无氧运动的燃料主要是糖。因此，这是一种持续时间很短但强度非常高的运动，比如举铁或短跑。

一次跑步，
一生变化

无论是有氧运动还是力量训练，都对健康长寿起着不容忽视的作用，其中的原理为何？运动甚至被当作一种药物，这又是为什么？

要解答这些问题，首先需要思考：当我们进行身体活动或体育锻炼时，到底有多少器官和身体系统被激活了？比如，一次简简单单的慢跑要充分调用心脏、肺、骨骼和关节等部位，最重要的心肺系统、血管系统、骨关节系统和其他一些相对次要的系统都被积极地调动起来。这是由一系列内分泌调节导致的。也就是让身体分泌激素，以支撑某些特定运动或高强度运动。

每当我们移动或者改变静息代谢率时，上述反应都会被激活。一旦运动引起的刺激停止，系统就会恢复到静息状态，因此它们被定义为"急性"反应。急性反应结束后，心率降低，呼吸频率恢复正常，血压下降，内分泌系统也会停止分泌一系列特殊的激素。

不过，如果这些"急性"刺激、休息的过程反复交替，随着时间的推移，也会产生一些日渐稳定的慢性变化。如果我们的机体经过训练，变得可以承受某些运动引发的刺激，那么不同类型的活动就有可能导致不同的结果，比如降低静息心率、提高肌肉通过氧气产生能量的能力，或让肌肉变得更加强健有力。

这些只是体育锻炼导致的部分慢性反应，实际情况要复杂百倍，会影响人体的诸多部位，小到名为端粒的 DNA 小片段，大到大型身体系统。

端粒缩短是细胞衰老和整个生物体衰老的标志之一，端粒加速缩短也是衰老相关疾病的特征之一。即便目前有更精准的方法来评估生物学年龄，科研人员也普遍将端粒长度当成衰老的生物标志物。最近的研究阐释了运动改善认知功能的过程。运动通过 DNA 的表观遗传修饰做到了这一点，这是一个在不同时间点打开或关闭基因的过程。这能够回拨表观遗传的时钟，影响一个与衰老密切相关的因素——神经退行过程。

那么，我来列出一些运动导致的变化及其要素吧。被称为

"长寿药"的它们真是实至名归。

好引擎决胜千里

有一些相关参数来定义长时间维持某种努力的能力，其中一个称为最大耗氧量。

我们可以用汽车引擎来对比，以便更好地理解该参数。大家都知道汽车有一定的排量，这代表引擎运转推动器的总容积。排量可以用立方厘米表示，也可以用升来表示。我们可以客观地说一辆车的排量是 2000 立方厘米或者 2 升。不难理解，在重量相同的情况下，排量越大，车的性能就越好。同理，在排量相同的情况下，车辆越轻，性能就越好。

我们的心血管能力异曲同工。人体也有自己的排量，称作最大耗氧量。它由心血管系统将血液、氧气输送到肌肉的能力，以及肌肉运用氧气的能力决定。如果要计算出人体相应能力的指数，这种以升为单位的排量就要除以体重。得到的结果并非耗氧升数，而是每千克体重消耗的氧气升数。最大耗氧量越大，个体的有氧能力就越强，不仅如此，其总体健康水平、预期寿命和健康预期寿命都会有所提升。

大量科学证据表明，想要定义一个人的健康状况和健康预期寿命，相对大的最大耗氧量是一个关键参数。因此，最大耗氧量与动脉压、胆固醇、血糖这种常见的临床参数相比，不说更重要，起码有着不相上下的重要程度。可喜可贺的是，无论一个人到了什么年龄段，最大耗氧量都能够得到显著改善。那么改善方法又是什么呢？主要是有氧运动。

身兼重任使人强

此前，我们在论及剧烈运动时，举过举铁这种无氧运动的例子。不过，举铁到底好不好？从 20 世纪下半叶开始，关于运动对人体健康的积极作用的研究主要集中在有氧运动上。研究主要涉及步行这种低强度运动，或者跑步这种强度稍大的运动等。如上文所述，体育锻炼的两端分别是时间长、强度低的有氧运动和时间短、强度高的无氧运动。

举铁无疑是无氧运动中最为典型的一种。在过去的 20 年间，人们日益关注力量训练对健康产生的影响。我们知道重力训练不仅能锻炼肌肉，还能为健康带来诸多益处。有篇科学文献里提到了一个有趣的观点——年龄越大，力量训练就越重要。力量训练是提高人类健康预期寿命潜力的关键因素。

心血管效能的检测标准是最大耗氧量，以此类推，力量的标准就是肌肉或肌群可以发挥的最大力量。在过去几年中，很多研究分析了不同年龄段受试者的力量水平，受试者包括健康人群和正在为老龄相关疾病所困扰的患者。这些研究在实验设计上存在差异，但都明确了力量的重要性。无论其他参数（有氧运动能力、吸烟、动脉压、年龄）如何，力量都能够预防主要的慢性疾病，降低心血管疾病风险，并延长健康预期寿命。

不过，为什么除了增加肌肉的力量、紧实度和大小，训练主要肌群也如此重要呢？肌肉组织训练的好处不胜枚举，但主要可以归为两类：功能改善和代谢改善。

功能改善主要指有效开展日常活动的能力得到了增强，也包括与体育锻炼相关的动作改善。而代谢改善指的是肌肉收缩引发的一系列生物化学过程，该过程可以带来更健康的代谢，具体包括改善胰岛素敏感性、改善肌肉细胞中的糖分存储（有利于改善血糖水平）、改善脂肪氧化、改善糖分利用、随着肌肉含量增加而改善静息代谢率。

体育锻炼与长寿因子

如上文所述，我们需要明白，DNA 只在部分程度上决定了人类的健康预期寿命潜力，而起着更大作用的则是表观基因组。DNA 由超过 2100 万个基因组成。表观基因组决定了正确阅读这庞大基因信息的能力。

调控表观基因组的就是长寿因子。这些分子可以决定激活哪些基因、抑制哪些基因，读取什么内容，以及何时读取。长寿因子对于人体特殊组织保持青春和细胞分化都至关重要。

它极大地促进了人类健康寿命的潜力，表明衰老的时钟可以逆转，人类的生物学年龄不增反减已不再是梦想。表观基因组调控效率降低是一个不好的信号，代表着基因表达产生了缺陷，以及人体再生能力、组织修复能力正逐渐衰竭。随着年龄的增加，这种能力的降低是情理之中的；但如果不是正常衰老而是非健康衰老，表观基因组调控状态下滑的速度则十分惊人。

科研人员已达成共识，认为长寿因子能够促进人类延长健康预期寿命。然而，这种分子在35岁后开始减少；60岁以后，人体几乎很难再自主生产该分子。体育锻炼和健康的生活方式能够有效激活长寿因子。对于老年人来说，通过体育锻炼来强身健体、保持整体健康水平依然不容忽视，但仅靠运动还不足以激活长寿因子。

因此，身体活动和体育锻炼对于各个年龄层的人群来说都不可或缺，但随着年龄的增长，通过健康饮食来促进长寿因子的激活也是重中之重。

在所有长寿因子中，被研究最多的是核去乙酰化酶和线粒体去乙酰化酶3，它们可以调节细胞代谢过程，对人类寿命产生了深远的影响。许多文献提出体育锻炼会通过长寿因子产生收益，这基本都是基于上面两种长寿因子进行的研究。

骨骼肌、体育锻炼与长寿因子

众所周知，骨骼肌是一种活跃的组织和内分泌器官，在脂质和葡萄糖的代谢中起着重要作用。时至今日，科研人员已从骨骼肌生理学的方方面面对长寿因子的作用进行了广泛研究，比如脂代谢、葡萄糖吸收和胰岛素敏感性。

运动激活的长寿因子能产生诸多作用，其中最重要的是减少氧化应激，更笼统地说是促进线粒体健康。通过体育锻炼激活长寿因子表达的代谢方式有很多，而现有的科研成果仍处于探索机制的初级阶段。人体骨骼肌细胞中核去乙酰化酶和线粒体去乙酰化酶 3 的效力与体育锻炼的方式和强度都息息相关。截至目前，尚无足够的证据表明不同强度的耐力训练或训练方案在效果上有何差别。在过去 10 年间，科研人员发现了体育锻炼对长寿因子的激活作用，并证实了这会对健康产生益处。

然而，无论是长寿因子的作用机制，还是哪种运动能更有效地激活长寿因子，迄今仍没有明确答案，需要大量的研究考证。

在通过运动治疗诸如代谢综合征、肥胖、胰岛素抵抗和 2 型糖尿病等慢性疾病的过程中，有必要让足够的长寿因子最大程度地促进体育锻炼的积极作用。这对于促进人类健康长寿的潜力也至关重要。

体育锻炼与内源性大麻素

近期研究表明，长时间的体育锻炼会引起所谓的"跑者高潮"，这是一种类似于吸食大麻产生的快感，也就是"高潮感"。运动可以让人心情愉悦，并具有减轻疼痛、缓解焦虑的作用。

研究人员曾认为，这种效果与内啡肽的释放有关。但近期研究表明，产生这些益处的是内源性大麻素。实际上，在周围神经系统中，β-内啡肽与阿片样肽受体相结合，产生了镇痛效果；而内源性大麻素作用于神经中枢，同样会产生镇痛效果。由于大麻素1型受体可作用于大脑，因此内源性大麻素也被当作抗焦虑药。大麻素主要作用于神经中枢，而大麻素2型受体则作用于周围神经系统，调节免疫反应、抵抗炎症。内啡肽无法穿过血脑屏障，因此无法直达大脑，而是作用于周围神经系统。

一些研究表明，阻断受体的内啡肽拮抗剂无法减轻疼痛或缓解焦虑，而内源性大麻素拮抗剂治疗可以阻断体育锻炼带来的焦虑，起到镇痛效果，让人即便持续跑了数小时也依然效力十足。这表明对于长时间运动带来的焦虑和痛楚，内源性大麻素是一种有效的对抗介质。

有学者认为，阻断内源性大麻素受体也是一种通过厌食达到减肥效果的策略。大麻制品的活性成分四氢大麻酚（THC）

通过增强对气味的敏感性和食欲来与一些大脑神经元相结合。因此，一些研究人员认为，通过药物阻断大脑中的内源性大麻素受体会降低人的食欲，从而导致体重减轻。不幸的是，这会同时阻断内源性大麻素产生的抗焦虑作用。2009年，参与一项临床试验的受试者频频自杀，导致该研究被迫叫停。

该药物的主要作用与阻断大麻素1型受体有关，这会导致食欲下降。

有趣的是，长时间体育锻炼引发的大麻素刺激还有另一个积极作用，那就是抗焦虑和抗抑郁，这同样可以延长健康预期寿命。当然，我绝不是说要多吸大麻、少运动。真实情况是，长期吸食大麻会导致许多健康问题，对于50岁以上人群尤甚。

吸食大麻制品会引起并发症，由于"负反馈"或下调节现象，大脑神经元会对四氢大麻酚暴露做出反应，减少大麻素1型受体的数量。这便意味着从长远来看，受试者不得不吸食更多大麻来维持同样的效果，由此形成恶性循环，便会导致受体越来越少。因此，通过体育锻炼以自然的方式刺激受体才是正道，也是维持其抗焦虑、抗抑郁、镇痛功效的最佳策略。

2021年发表在《美国医学会杂志·精神病学》的某个研究对1000余人展开了长期监测，证明了精神病理学病症的发作与衰老加速息息相关。这种现象始于中年，比典型的老龄慢性疾病的发作要早上许多年。

这种加速衰老并非只与心理障碍家族史相关，而是与所有精神病理学相关疾病息息相关。因此，要尽可能检测和预防心理障碍患者加速衰老的早期迹象，及时进行干预；要尽量减少随着时序年龄增长而累积的负面效果，努力延长个体的健康预期寿命。

第 9 章

延长健康预期寿命的
有效对策

走在长寿科学最前沿

我们的旅程始终围绕着延长高质量的健康预期寿命，探讨各种各样的应对策略。在这段旅程的尾声，我希望对前几章深入探讨的主要概念做个总结，再就相关领域的研究趋势提出一些抛砖引玉的话题。

我将从自己对亲朋好友的建议讲起，此外，还会提供一些防患于未然的方法，供读者与医生细细讨论。上述内容相辅相成，将最大限度地激发健康预期寿命的潜力。

大卫·辛克莱和巴里·西尔斯是对我思想影响最大的两位学者。斗转星移，我的思想已从最初的好奇心，演变成自然而然地通过平行思维和横向思维来连接某些反范式概念。我指的恰恰是史蒂夫·乔布斯的名言"连接点和点"，并将其改写为连接"医、科、研"（医生、科学家、研究者）。

在致力于糖尿病疗法和再生医学的 40 余年转化型研究（从基础研究到临床研究）的过程中，我始终对临床前模型的研究结果持保守乐观的态度，特别是将啮齿类动物和其他小型动物作为试验对象时。如果降临在老鼠身上的奇迹能够同样出现在人类患者身上，那么糖尿病恐怕已被治愈了四百多次。

事与愿违，一而再、再而三的热情驱使着科学家振臂高呼："我们很可能在 5 年内找到治愈方法。"然而，试验与临床间的巨大鸿沟让众人一次又一次心灰意冷、铩羽而归。尽管糖尿病疗法已经得到了突飞猛进的发展，但我们始终没能找到根治它的方法。几乎可谓取之不尽、用之不竭的干细胞已经能够转化为胰岛素生成细胞，这预示着胰岛移植手术用于临床医学已成为可能。近期，我们终于通过第一例干细胞来源的胰岛移植手术成功实现"胰岛素独立"——这场让患者不再需要额外胰岛素的手术引起媒体关注。2022 年 6 月，我在美国糖尿病协会大会上发表了一场演讲。演讲结束后，一位德高望重的业内领军人物走到麦克风前，动情地发表了令我难以忘怀的、慷慨激昂的评论："这是美国糖尿病协会历史上最重要的 15 分钟！"

每每回想起这句话，我仍会情难自禁地浑身战栗。

同样是在 2022 年，研究人员首次进行了遗传修饰细胞的移植。这场移植手术的目标，是让患者在不服用抗排斥药物的情况下消除移植后免疫排斥反应。同时，其他生物技术公司也在测试新的分子和生物工程策略，希望能用免疫调节分子来替代抗排斥药物。这一系列尝试都有可能在不长期给予患者抗排斥药物的情况下，让诸如胰岛素分泌细胞等移植后组织产生免疫耐受。

已接受胰岛移植手术的糖尿病患者，一旦产生了免疫耐受，便无须终生服用抗排斥药物，这可以避免长期服用药物带来的副作用。我们已经证实，患者即便是接受了胰岛移植手术、需要服用抗排斥药物，20 年累积存活率也要优于那些长期摄入胰岛素的糖尿病患者。这意味着对 40 岁以上的重度糖尿病患者来说，胰岛移植手术很可能成为延续生命的一道曙光。

实际上，我们早就知道糖尿病会导致衰老加速，以及 20 余年预期寿命减少。儿童时期就确诊的影响尤甚。现在，只要负担得起相应费用，一些高精尖技术可以最大限度地实现代谢控制，从而显著减轻甚至消除糖尿病导致的衰老加速。不过，这仍是一项艰巨的任务。即便是拜登总统也无法单单通过一项法案，将美国所有糖尿病患者的胰岛素花销限制在每个月 35 美元以内。

一些关于衰老与长寿的研究采用了极速衰老的动物模型，比如小型啮齿类动物、蠕虫和酵母菌。虽然对这些实验模型心怀敬畏与尊重，但我仍旧更喜欢研究人类的细胞，它们可以更迅速地确定值得验证的突破性策略能够带来怎样的潜在临床影响。无论是对于糖尿病还是对于早老症这样的疾病来说，针对人类进行的临床试验都有助于逆转疾病导致的衰老加速。早老症是一种威胁儿童的遗传病，会导致儿童急速衰老，相关患儿只有 13 年平均寿命。

那么，下面就是上文覆盖的要点内容。

- 在未来 20 年间，65 岁以上人口将翻一番。

- 在 65 岁以上人口中，有 90% 以上将患有至少一种慢性退行性疾病，这会直接导致非健康衰老（超过 75% 会并发两种疾病）。

- 衰老相关疾病的发生率和死亡率日益增加，这严重威胁着各类患者，如患有新型冠状病毒感染这种严重病毒性疾病的人群，或神经退行性疾病、心血管疾病、糖尿病、骨关节病和癌症等患者。

- 这些疾病不仅大大降低了患者的生活质量，还消耗了 90% 的医疗卫生费用，仅美国一个国家每年就要花费 3.8 万亿美元，这足足占了全美 GDP 的 20%。

- 伴随着衰老的步伐，长期受隐匿性炎症和其他非健康生活方式影响的人体组织会逐渐丧失修复能力，同时体内的保护性分子也将持续减少。

- 表观遗传变异加剧，衰老细胞增加，负责修复组织、促进再

生的干细胞和祖细胞日益衰竭，都会进一步消耗我们的健康
长寿潜能。

- 与非健康衰老相关的表观遗传变异会逐步削弱我们维持高度
  分化和特殊组织功能完整性的能力（例如，神经元变得像皮
  肤细胞，或糖尿病经久不愈，导致患者的胰岛细胞经历脱分
  化过程，失去分泌胰岛素的能力）。

- 延长健康预期寿命可以切实提高人类的生活品质，还能为医
  疗卫生系统节约巨额资金。延长一年健康预期寿命，就能为
  人类节约 37 万亿美元。

可能的解决方案都有哪些

- 近期，研究人员发现了天然保护性物质的组合，正在研究其
  神经保护、心脏保护效果，以及抗糖尿病和抗病毒属性。

- 早期，通过健康饮食、天然保护性物质、身体活动、体育锻
  炼，以及其他生活方式的改变来延长健康预期寿命的策略已
  得到了科学认证，赢得了大众的广泛认可。

- 革命性方案让生物衰老首次迎来了实验性逆转（逆转生理
  时钟）。

- 新的基因检测平台和表观遗传标志物分析平台让我们可以有
  效地评估遗传风险因素，并通过评估受试者的生物学年龄来
  估算其健康长寿的潜能。一个人的生物学年龄可能会跟时序

年龄产生巨大差距。比如一个 50 岁左右的人的生物学年龄可能只有 30 来岁，也有可能恰恰相反——生物学年龄比时序年龄还大得多。

- 个人化而精确的健康长寿策略可以帮助人们预防疾病发生（或发展），从而延长健康预期寿命。这需要应用一系列来自健康长寿医学（曾称为"抗衰"，但我并不喜欢这个叫法，因为它过于强调消极的一面）领域中引领时代、相辅相成且高度整合的方法。

　　不幸的是，保险公司和国家医疗卫生系统通常不负担这种旨在促进健康预期寿命的个人化疾病预防医疗费用。药物的主要作用仍停留在治疗而不是预防层面。我们是时候将非健康衰老视作一种可预防的疾病了，哪怕这为医疗卫生系统带来的收入只处于下游，并不像医保覆盖的处方药一样能迅速产生经济价值。但如果我们积极行动起来，选择未雨绸缪而不是亡羊补牢，那么不仅可以减轻人类的苦难，而且能使医疗卫生系统获得经济效益。

　　想要推行延长健康预期寿命的预防策略，可谓困难重重，难度也远超人们的想象。政治、经济、制度和监管方面都布满荆棘。一种或许可行的方案是"罗宾汉医疗法"，它具体指什么呢？简而言之，罗宾汉医疗法指建立有偿的健康长寿战略体系，先由那些经济实力雄厚的人士承担费用。一旦该体系展露成效，便是"侠盗"出手，将胜利果实献给世界之际。也就是说，相关机构和卫生医疗官员亲眼看到它的成果后，才会愿意将它用于万千百姓身上。如果没有保险金作为强有力的后盾，老百姓根本无法在初期阶段支付这笔高昂的费用。

显然，践行这些预防策略之前，必须谨小慎微，进行极其严谨而万全的安全检测，做好保障工作，避免受试者遭受有害的副作用。曾几何时，有位富庶之人一掷千金，请科研人员根据他自己的"老"细胞样本打造出了全新的胚胎干细胞。彼时采用的技术来源于山中伸弥、约翰·格登及其团队成员研发的成果，两位研究人员曾因此荣获 2021 年诺贝尔奖。他们证明了老去的细胞可以重新回到胚胎状态。然而，这些细胞的问题在于，细胞移植到同一个受试者（自体移植）身上，完全不会受到免疫系统的排斥。胚胎干细胞是多能细胞，这意味着它们可以分化、形成任意类型的人体组织，甚至可以变异成恶性肿瘤。即便如此，免疫系统也不会将其识别为外来组织，更不会对它们展开攻击。

这种情况下，免疫系统无法及时发现危险，肿瘤细胞便势如破竹、肆意而致命。这就是发生在那位富人身上的真实故事。他曾满怀期许、视作青春源泉的那些再生细胞，如今却张牙舞爪，发展成了恶性肿瘤。在故事的最后，癌细胞转移、扩散，夺去了他的生命。

因此，即便是在采纳罗宾汉医疗法的情况下，科研人员在执行任意一个项目和方案之际也必须心怀敬畏、如履薄冰，永远将患者的生命安全置于绝对的首位。这些试验性项目的受试者必须对情况有极其充分的了解，在深思熟虑的前提下再决定是否参与。若遵循合理的"知情同意"过程，不仅应详尽地解释潜在的收益，也必须阐明该试验性策略可能带来的危险。同时，相关人员必须为受试者展示一切可选用的其他替代疗法。

延长健康预期寿命的不同干预级别是什么

延长健康预期寿命的期许可以分成几个级别，主要取决于是否自愿践行更为严苛的方案。

多年前，一篇文章比较了全球最知名的饮食方案。研究结论令人大跌眼镜：真正决定减肥成功与否的是遵循某种特定饮食方法的意愿，也就是对减肥食谱的忠诚度，而不是采用哪种饮食方案。

其实延长健康寿命的方法异曲同工。行之有效的方案比比皆是，比如冷冻疗法、不同周期的间歇性禁食法、高强度间歇性训练，以及服用经过科学验证、具有切实价值的药物。长时间地践行这些方法或许能延长 10 余年寿命，然而，这也是一项艰苦卓绝、让人难以坚持的巨大工程。

因此，以我之见，最重要的是找到能够长期坚持执行一项方案的平衡点。只有当付出的心力能够化作切实可见的美好形体或健康身心时，才达成了所谓的平衡。一项现实的计划还要允许践行者偶尔背离方案的条条框框，获得片刻放松。

我谨在此，将健康长寿密码根据意愿强弱、坚守程度划分为三级。

第一级： 在未必延长寿命的情况下延长生命中的健康期。

第二级： 根据时序年龄降低生物学年龄，来延长健康预期寿命。

第三级： 逆转生物学年龄。

健康长寿密码第一级

在未必延长寿命的情况下延长生命中的健康期，关键在于遵循健康的抗炎饮食方法。这类饮食方法类似地中海饮食，优选低血糖指数的碳水化合物和五颜六色、以叶菜为主的蔬菜，尽可能减少简单碳水化合物和含糖饮料的摄入。

血糖指数代表某种特定食品对血糖的影响，对比标准物为纯葡萄糖，其指数为 100。食物的血糖指数越高，越接近纯葡萄糖，血糖升高的速度就越快。这会导致胰岛素分泌达到峰值。随后，血糖水平过度降低，让人在很短的时间内再次感到饥饿。实际上，食物的血糖指数越高，饥饿感也来得越快，会导致人吃得更多、摄取过量的热量。

此前提及，食物的分量也至关重要。我们应当尽量避免在收到饱腹感信号（通常延迟 20 分钟）前吃掉过量的食物。那么，要怎么选择低血糖指数的碳水化合物，又该如何调节自身的整体血糖负荷呢？应当首选全麦、小麦或荞麦制品。其他低血糖指数的主食还有藜麦、燕麦、大麦和二粒小麦。我个人更喜欢选用一小份硬质小麦意大利面。它拥有强大的三维蛋白质结构，能够抓取淀粉颗粒并非常缓慢地释放。

血糖指数较低的食物还有豆荚和扁豆这样的豆类，以及罗勒、欧芹和薄荷这样的绿叶菜。其他色泽自然、富含保护性物质（如多酚）的蔬菜也是上乘之选。香菜、小叶薄荷、欧芹、罗勒、姜黄、迷迭香、鼠尾草、百里香等蔬菜含有丰富的抗氧化剂和多酚，可以在不影响口味层次的情况下减少盐分的摄入。盐分摄入超标会导致血压升高，严重的甚至会引发肾功能衰竭。

此外，遵循双重金字塔指南也不容忽视，这不仅有助于少摄取那些会危害环境的食物，还可以帮助我们避免选到那些被环境污染的鱼类。我的建议是尽量选择小型甲壳类水产、墨鱼，选择上层水域而不是底层水域的鱼类，选择体形较小而不是较大的鱼类，优选来自天然牧场的肉类，如果不得不选择精耕养殖的，就挑选那些食用抗炎饲料长大的动物。要时刻铭记，食物塑造着我们，而食物链中动物所摄取的食物同样影响着我们。

适度的体育锻炼也必不可少。这不仅是因为运动可以增加长寿因子，还因为它能对表观基因组产生积极影响，有助于维持骨关节和肌肉的活力、维持激素平衡，具有抗焦虑和抗抑郁的作用。

同时，像ω-3脂肪酸、维生素D、多酚或长寿因子激活剂这样的基本补剂应纳入日常膳食。记得经常检查补剂的标签，重点关注其纯度、效力及生产方式，以确保自己服用的补剂符合良好生产规范（GMP）以及品质上乘。

在日常膳食中添加天然纤维也十分重要。膳食纤维有益于肠道健康，还能够减缓糖分的吸收，从而防止血糖升至峰值、胰岛素分泌过量。

烹饪方法也有助于减小血糖峰值的发生率。一盘有嚼劲的硬质意大利面，比煮过头的同款意大利面，血糖指数更低。食物烹煮完毕后，建议喷上一点特级初榨橄榄油，以进一步降低血糖指数。但需要注意的是，其热量（8.84千卡／克）不可小觑。使用橄榄油喷雾（手动喷雾而非压缩气体）可控制用量，还能使油分布均匀。蛋白质和特级初榨橄榄油还有利于减缓胃部排空以及碳水化合物中糖分的吸收。

虽然我们处于解锁健康长寿密码的第一级，但仍然需要兼顾数量与质量。控制每餐的分量固然重要，但也不能忽视进食的速度。不幸的是，当今快节奏的生活方式让我们很难慢悠悠地享用美食，这也会给分量的把控增添难度。

古往今来，午餐和晚餐是家人谈天说地、享用美食的美好时光。这些令人愉快和放松的场景代代相传，限制了我们摄入的食物分量，教会了我们如何正确地进食。其中至关重要的一点在于，不要在他人讲话时埋头吃饭，应予以恰当关注，避免在应悉心聆听时将餐具送入口中。

如前所述，饱腹感这个信号需要延迟 20 分钟才能抵达大脑，吃得太快会导致吃得更多。因此，不建议在短暂的午休时间里草草吃完午餐。实际上，如果无法以合理的速度进食，不如跳过这餐；此外，要注意一餐中食物的分量。感到还有一点没吃饱时就停止进食，也大有裨益，这可以给饱腹感信号留出发挥效用的充分时间。

在关注食物的同时，我们也不应该忘记饮品。多喝水永无大错，当然要尽量避免喝含糖饮料。用餐时，可以搭配一两杯酒，以红葡萄酒为佳，但要始终关注酒的品质以及喝酒的方式。酒需小口啜饮，慢慢品其香、尝其味，不能像打了场网球比赛、渴得要命时那样咕咚咕咚地一饮而尽。酒香袭来，要先用嗅觉感触，然后向口中倒入少许，用舌头细细品味，最后徐徐咽下。

我永远不会忘记，发生在位于马焦雷湖斯特雷萨的家中的一次晚餐逸事。祖父卡米洛在我出生前便已辞世，我们无缘一见。但是，祖母玛利亚·德勒·皮亚内是大家庭中举足轻重的人物。孩子们对她是既尊重又害怕。她是一个女人味十足的女强人，总是被不同寻常的动物环绕，因此会吓到访客和左邻右舍。这些动物不止包括一条名为撒旦的巨蟒，一只獒犬（古罗马时期在斗兽场与狮子搏斗的犬种），一只名为坦克雷迪的老鹰，一只攻击性很强的巨嘴鸟。

那晚的客人当中有一位是我的教父伦纳德·伯恩斯坦，他被人亲切地称为"莱尼"（动画《辛普森一家》中的角色）。他跟我们亲如一家，祖母为了招待他，特意开了一瓶20世纪初的上乘巴罗洛红葡萄酒。莱尼举起酒杯，豪迈地将整杯红葡萄酒一饮而尽，顷刻间又囫囵咽下约570毫升啤酒（基本相当于一整瓶），着实把祖母吓了一跳。她叫来了管家卢恰诺，悄悄在他耳边说："劳驾给这位先生拿瓶料酒吧。"顺便一提，这是一瓶很不错的盖梅红葡萄酒。她的一通操作让我父母略显尴尬。幸运的是，莱尼始终浑然不觉，晚餐时间也在一片祥和安逸的气氛中顺利度过了。

为什么要讲这个小故事呢？其一，是为了体现举止得体的重要性；其二，是为了引出正确的喝酒方式，那便是每天浅尝辄止地小酌两杯（下文将进行深入讨论）。如果喜欢喝酒，为了延长健康预期寿命，就尽量小口啜饮，慢慢品味，更深层次地感受酒水的韵味，同时减少一餐中热量的摄入。

诚然，红葡萄酒含有有益于健康的多酚，但如果想要从中摄取足量的长寿因子激活剂来延长健康寿命，我们需要每天喝掉 12 升红葡萄酒。这显然并不现实，这么喝酒甚至会大大缩短一个人的寿命，所以最好用补剂来替代，以避免宿醉、肝损伤，甚至死亡。

有许多要素被公认为与健康预期寿命息息相关，其中不得不提的就是健康长寿的大敌——焦虑。焦虑除了自带负面影响，还会悄然地让人吃掉过量的食物。这时，便是体育锻炼粉墨登场的时刻了。如前所述，运动可以帮助人体产生天然的抗焦虑和抗抑郁物质。

提起焦虑引起的暴饮暴食，圣路易斯华盛顿大学的一位神经生理学家向我阐释过，养殖业会采用一些特定技术，使动物产生较强的焦虑，进而吃得更多。吃得多、长得快，便能有效缩短养殖周期。比如，他在精耕养殖场中观察过被饲养的牛，周期性地对牛施加短时间的低电流，虽不会引起疼痛，却足以令牛倍感烦躁，从而吃掉更多饲料。

显然，剧烈的疼痛、焦虑和抑郁可能会导致反面效果，也就是食欲减退和体重减轻。不过潜意识的焦虑则会导致暴饮暴食、体重增加。因此，通过体育锻炼这种自然的方式来激活内源性大麻素，对于体重管理和抗焦虑都非常重要。

健康长寿密码第二级

健康长寿密码的第二级目标是在延长健康预期寿命的基础

上，根据时序年龄降低生物学年龄。许多研究表明，一些简简单单的预防措施就能够延长寿命。比如，有四种健康行为和健康长寿因素，可以将个体的寿命有效延长 14 年，其中每个因素平均能延长 3.5 年寿命。

第一个健康长寿因素是每周饮用不多于 750 毫升葡萄酒，以红葡萄酒为佳。不要在"分量"上作弊是重中之重。另外三个因素分别是：适度的身体活动，即远离久坐不动的生活习惯，但未必非要进行极端运动；严格禁烟；将体内的维生素 C 水平维持在 50 微摩尔 / 升以上，每天摄入 4 ～ 6 份水果即可达到该水平，或者像我一样每天服用 1 克脂质体维生素 C 胶囊。

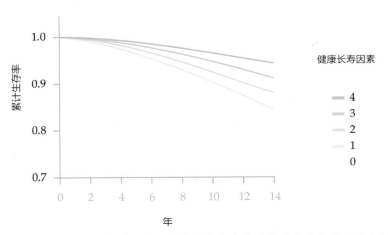

受试者为 45～79 岁的男女，其中没有心血管疾病或癌症患者。图中显示了基于受试者健康行为的生存函数，其年龄、性别、体重指数、社会阶层均纳入衡量指标。

如果我们真的下定决心，想要在延长健康预期寿命的同时减小生物学年龄，那就必须先了解一些最基本的概念，对自己的健康状况和想要实现的目标进行基础评估。如今，我们已经有了比原来更为复杂的测试，如完整的基因检测和表观遗传标志物的量化，从而实现对个体生物学年龄和时序年龄的对比，进而评估健康寿命的潜能。越来越多的平台开始应用这些检测（请参阅下文健康长寿密码第三级）。

　　这些测试价格不菲，未必人人都负担得起。而我们能够通过几项简单的参数，初步评估自身健康长寿的水平，从而测算出生物学年龄。虽然这种方法不见得百分百精确，但有些简单的标志物也能帮助我们估算自己的健康寿命潜能及衰老的速度。

　　越来越多的研究开始将端粒缩短程度作为剩余寿命的指标。端粒是染色体的末端片段，会随着细胞分裂周期的持续而逐渐缩短，因此它限制了细胞分裂的次数。端粒有助于估算出人类衰老和细胞老化的程度。即便无法评估端粒缩短的程度、无法测量 DNA 甲基化这样的指标，我们仍然能够通过其他所谓"衰老和健康寿命潜能的替代指标"来进行评估与分析。

　　现在，让我们回想一下隐匿性炎症和胰岛素抵抗的关联性，这与衰老相关慢性病息息相关。上文提到糖尿病会导致衰老加速。其实，即便不考虑糖尿病，所有形式的胰岛素抵抗都可能加速衰老。

如下图所示，胰岛素抵抗与多种老龄疾病有关。测量胰岛素抵抗的程度，有助于预测个体加速衰老的状态与程度。而对健康长寿潜能来说，没有胰岛素抵抗（胰岛素敏感性）则是一个积极的标志。

胰岛素抵抗和糖尿病前期也是引起阿尔茨海默病和其他神经退行性疾病的风险因素。糖尿病前期的典型表现是脑脊液中胰岛素分泌增加（高胰岛素血症）。实际上，胰岛素水平长期升高，还会导致神经元中出现胰岛素抵抗，引发一系列神经元缺陷，导致细胞衰老甚至死亡。因此，胰岛素抵抗和外周高胰岛素水平（高胰岛素血症）与糖尿病前期、神经退行性疾病有着密不可分的联系，会导致个体衰老和认知能力下降。

胰岛素抵抗的原因

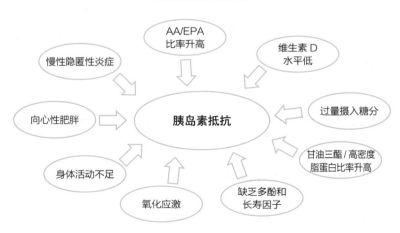

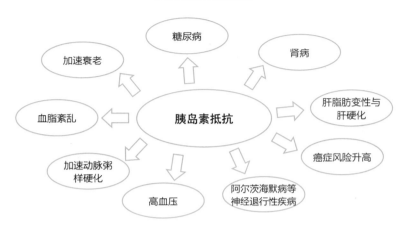

胰岛素抵抗的后果

测量胰岛素敏感性可以预测出健康寿命。早在患者确诊糖尿病的 10 年前，身体就会出现胰岛素抵抗。甚至在检测结果表明血糖正常时，也可以通过胰岛素抵抗预测出 2 型糖尿病风险。

我们不一定要去医院接受高胰岛素 - 正常血糖钳夹术或口服葡萄糖耐量试验这种复杂的检测。测算胰岛素抵抗或胰岛素敏感性有捷径可走，那就是找医生测一下空腹血糖、空腹胰岛素、游离脂肪酸、甘油三酯 / 高密度脂蛋白比率、糖化血红蛋白、25- 羟维生素 D 水平以及 AA/EPA 比值。

如果做完上述检测，发现了胰岛素抵抗的迹象，我们又该如何应对呢？

- 膳食（见第 4 章）。

- 体育锻炼（见第 8 章）。

- 服用补剂（请咨询医生）。

持续葡萄糖监测（CGM）成为一项日益发光发热的技术，不仅可以帮助患者监测血糖水平，进而调整胰岛素治疗，还能帮助所有希望改善膳食和营养的人。持续葡萄糖监测有助于阐明食物的种类和分量如何影响血糖峰值。如果负面效果叠加，长此以往，便会导致非健康衰老以及神经损伤。除了提示糖尿病前期和胰岛素抵抗这两位不速之客，持续葡萄糖监测几乎能够实现实时或短短五分钟跟踪测试受试者的血糖水平。

不过，这种监测并不会提示受试者所摄取的热量。因此，即便血糖水平保持平稳，也不要忘记控制饮食分量。如果并未患上糖尿病，就不必时刻佩戴持续葡萄糖监测设备；佩戴 1个月或一定时间，便能够测量出哪种食品或饮品对自己的血糖影响最大。为了达到最佳代谢控制、提高健康寿命潜能，血糖水平应保持在一定范围内。

我在健康长寿项目官网详细罗列了自己遵循的方案，但我的养生之道无法百分百地适用于第二人。每个人都是不同的独立个体。在服用任何一种补剂之前，一定要联系医生，以便评估是否可行以及如何服用。

研究证明，体育锻炼可以延长端粒，并刺激长寿因子的生成。然而，实验数据也表明，随着年龄的增长，运动生成的长寿因子寥寥可数。这意味着随着时序年龄的增长，将激活长寿因子的天然物质作为补剂，对于完善健康膳食来说尤为关键。即便体育锻炼对于高龄人群来说不足以激活足量的长寿因子，但对于维持强健的体魄、总体健康水平，依然至关重要。

可以肯定，蓝莓和黑加仑等不少常见的食物都含有长寿因子激活剂，可以最大限度地发挥运动对人体的有益作用。不过，我们很难仅从食物中摄取足量的保护性分子。因此，老龄人群应该在每日膳食中精心添加富含长寿因子、有助于恢复长寿因子活力的补剂。衰老会导致甲基化模式改变，而服用补剂可以修正这种改变，还能改善细胞功能，防止诸如内分泌组织、神经组织这种特殊组织去分化。

一项名为"共同健康：优选食品新思路"的国际倡议定义了一种饮食方法。这种饮食法不仅可以预防慢性疾病，还对环境的影响最低且确保可持续性。活动、健身、健康的生活方式、补剂都可以有效地帮助我们顺利预防疾病或延缓衰老相关疾病。同时，我们拥有一系列能够延长健康寿命的纯天然武器，比如营养物质、丰富的健身策略、多酚、长寿因子激活剂、ω-3 脂肪酸和维生素。

由于许多常见食物都含有长寿因子激活剂，因此健康的饮食也是一种基础的解决方案。不过，最有效的长寿因子激活剂主要以和厚朴酚、鞣花酸、虎杖苷、紫檀芪为代表，其组合可以产生协同效应，最大限度地激活长寿因子。长寿因子激活剂有两种：以补剂形式存在的、基于植物的天然化合物；含有长寿因子激活剂的水果和蔬菜。前者相较后者可以减少额外的热量摄入。

研究人员披星戴月，纷纷加入保护性物质评估的队伍，以对抗新型冠状病毒感染这样的新型疾病。近期数据表明，合理膳食和优选的保护性物质可以帮助人体更好地抵御病毒感染，并且在感染的情况下，能降低病情发展成重症的风险。

这些延长健康预期寿命的策略与抵御 21 世纪大流行病的策略可谓异曲同工。

健康长寿密码第三级

想必健康长寿密码最深度的用户，无法简单地满足于在尽可能延长健康寿命的同时慢慢衰老，或单纯地激发健康寿命潜能。他们的终极目标是逆转生理时钟。如上文所述，表观遗传标志物可以让我们有效估算出自己的生物学年龄及细微变化，包括根据个人化的健康长寿策略监测可能的生物性返老还童。已经有受试者收获了 20 年以上的"生物性返老还童"，生物学年龄从 55 岁以上回到了 35 岁以下。诚然，受试者的时序年龄依然会循序渐进地增加，但逆转生理时钟很可能会导致时序寿命潜能进一步被激发，从而延长寿命。

有哪些相关研究呢？

首先，为了提出健康长寿医学的定制化策略，需要针对每个受试者，结合基因检测和表观遗传检测来确定个体的起点（个体基线评估）。这些检测可以确定个体携带的风险因素，根据时序年龄确定当前的生物学年龄。

这些检测旨在根据健康长寿医学目标，确定受试者的初始水平，来评估其距离健康长寿预设目标的进展状况。其范围是从完整的遗传档案延展到表观遗传标志物的量化。根据受试者的时序年龄预测生物学年龄，从而评估剩余健康寿命的潜能。今日，越来越多的测试平台可以达到上述效果。

从本质上来讲，这些检测在受试者践行健康长寿医学的干预措施后，将生理衰老的变化进行了量化。举个例子，达尼丁速度平台（DunedinPACE）始于1972—1973年，它追踪了19个人体器官和特殊组织完整相关指标的下降情况，持续时间长达20年。这让科学家能够通过简化甲基化评估的血液检测，来模拟个体衰老的速度或衰老带来的DNA损伤。

由此衍生的测量法名为达尼丁速度，准确可靠，与发病率、致残率和死亡率密切相关。在某种意义上，达尼丁速度平台类似于表观遗传衰老时钟平台（GrimAge Clock）。因此，达尼丁速度可以测量衰老速度，协助分析健康医学策略的效果。

真实年龄平台（TrueAge）是一个整合了达尼丁速度的

测试平台。它由一个表观遗传学检测实验室开发。真实年龄平台的工作重点在于通过检测甲基化模式，来评估受试者的生物学年龄，从而预测并实现精准医疗对健康的干预。

德裔美国遗传学家霍瓦斯研发了一款年龄预测器，可以估算出 51 种细胞和组织中的 DNA 甲基化年龄。他发现，多能胚胎干细胞的 DNA 甲基化年龄几乎为零，这与细胞扩增时经历的复制次数息息相关。霍瓦斯找出了 353 个 CpG（核苷酸碱线性序列中的胞嘧啶－磷酸盐－鸟嘌呤）位点，这些位点共同构成了多组织的衰老时钟。

简而言之，基因损伤有迹可循（DNA 甲基化），这种迹象会导致长寿因子的注意力分散。长寿因子负责调节基因表达模式，以维持特定组织的健康及功能完整性。如果功能完整性遭到破坏，神经元会变得像皮肤细胞，胰岛还可能丧失分泌胰岛素的功能（经历去分化）。

除了上文分析的补剂，科研人员正在测试诸如衰老细胞治疗（比如达沙替尼、槲皮素、漆黄素等黄酮类化合物）这种互补策略。黄酮类化合物是一组来源于植物的微量营养素（植物营养素），存在于各式各样的水果和蔬菜中，其中彩色果蔬（绿叶类）中的含量更高，特级初榨橄榄油也含有这种营养素。它是一种重要的抗氧化剂，具有抗炎和免疫调节功能。黄酮类化合物中抗衰活性（能够移除死去或衰老细胞）最强的是漆黄素，这也是当下研究的重中之重。该研究旨在延长人类的健康预期寿命，甚至能够用于对抗新型冠状病毒。这是人类抗击 21 世纪三大流行病的另一个例子，这些策略具备可转移、好应用的优点。

细胞衰老是衰老的关键标志。衰老细胞在人体内日积月累，导致了人体组织的衰老，进而触发一系列老年病。衰老细胞指那些老去的、"生病的"或功能不健全的细胞。它们会分泌有毒物质，影响周围的健康细胞。显而易见，这种细胞会随着衰老的步伐越变越多。科研人员发现，某些疗法或药物可以移除这类细胞，从而延长健康预期寿命，预防衰老相关疾病。

二甲双胍是一种广泛应用于 2 型糖尿病的药物，许多专家开始建议将其作为抗衰药物使用。二甲双胍可以防止氧化应激，从而避免细胞衰老，还可以增强胰岛素敏感性。这种效果是由 AMP 活化蛋白激酶的激活造成的，它定义了几乎所有人类细胞都包含的一个蛋白质家族——其功能是感知细胞的能量状态。当 AMP（腺苷一磷酸）的浓度升高，或 ATP（腺苷三磷酸）的浓度降低，AMP 活化蛋白激酶就会被激活，禁食或身体活动就会激活这种状态。餐后，ATP 含量升高，AMP/ATP 比例便会下降，激活的 AMP 活化蛋白激酶也会随即沉寂。

许多健康长寿策略的基石便是 AMP 活化蛋白激酶的激活、多酚、长寿因子激活剂、二甲双胍和体育锻炼。

胰岛素抵抗会导致胰岛 B 细胞衰老。但这一过程并非无法逆转，起码可以在一定程度上逆转，来改善胰岛素分泌。

这证明细胞衰老会加速 2 型糖尿病的恶化。科研人员在加速衰老的动物模型中观察到，胰岛素抵抗加速了实验动物的衰老，而清除衰老细胞能够产生益处。这些新发现表明，衰老细胞治疗不仅可以延长健康寿命，还能成为预防和治疗 2 型糖尿病的策略。

当下，处于世界领先水平的寿命延长策略旨在将寿命翻两倍或者三倍，其机制与健康长寿密码第二级中提到的类似，但具体则要通过细胞疗法、亚细胞疗法或基因疗法来实现。

事实上，维生素 D、ω-3 脂肪酸、多酚和长寿因子激活剂可能在对抗病毒、自身免疫性疾病和衰老相关疾病方面有一定作用。有一种细胞类型具有抗炎和免疫调节特性，可以促进组织的修复和再生，这就是享誉世界的间充质干细胞。

几十年来，间充质干细胞研究一直在稳定进步。近期，我们迎来了振奋人心的突破性进展。依托这项进展，科研人员将有可能拯救新型冠状病毒第一波感染高峰期中 90% 接受治疗的重症患者。研究还表明，间充质干细胞可以减缓细胞衰老，并将临床前动物模型的预期寿命翻三倍。

这些震惊全球的结果是通过注入年轻间充质干细胞实现的。更令人惊讶的是另一项发现，即注入细胞外囊泡也能实现类似的结果。细胞外囊泡是干细胞分泌的纳米颗粒，也是大部分实验模型寿命延长的根源。

如果我们从出生时就没有可用的细胞，又该如何应用类似的策略呢？无论是在新型冠状病毒感染病例还是在 1 型糖尿病病例中，临床试验使用的细胞都来自健康新生儿的脐带。在产妇分娩后，医护人员通常会丢弃脐带与胎盘。而一根脐带可以产生 9 万多治疗剂量，每剂含有 1 亿个间充质干细胞。脐带是取之不尽、用之不竭的年轻间充质干细胞源泉。这是一种无限的细胞来源，类似胎儿提供的细胞或者胚胎细胞，但应用脐带的间充质干细胞不会产生诸多伦理问题。

此外，胚胎细胞有形成肿瘤（畸胎瘤）的风险，而使用产后细胞则能规避这种风险。

在我的实验室进行的研究中，从新型冠状病毒感染患者和长期 1 型糖尿病患者身上得到的初步临床结果都十分喜人。我们已通过这两种案例证明，预防糖尿病的慢性并发症，从而规避疾病引发的加速衰老，如今已成为可能。

通过这件事，我们应当扪心自问：如果能够预防衰老相关退行性疾病，那么为什么不尝试去逆转时序年龄增长导致的细胞退化和组织退化，也就是为什么不去逆转那些加速衰老、加剧慢性疾病的潜在条件呢？

迄今为止我们的研究恰恰是以此为核心。团队的首个重大成果来源于一场糖尿病相关的实验。实验中，我们跟踪研究了长期 2 型糖尿病患者的胰岛。患者的胰岛 B 细胞退化，失去了分泌胰岛素的能力。我们可以使这些细胞焕发新生，通过将它们与健康新生儿脐带的年轻间充质干细胞相结合，来恢复其分泌胰岛素的能力。这证明间充质干细胞不仅可以在防治衰老相关慢性疾病方面发挥关键作用，还在逆转生物衰老的领域中占有一席之地。随着时序年龄的增长，人体的细胞在逐渐老化，而间充质干细胞可以让老去的细胞"返老还童"。

数家大型投资集团已将逆转衰老时钟规划成一项重要目标。2022年12月19日，一项名为阿尔托斯实验室（Altos Labs）的抗衰研究启动了，得到了30亿美元的各类投资，其中包括亚马逊创始人杰夫·贝索斯的投资。阿尔托斯实验室只是近期的一个私人投资项目。基于表观遗传重新编程来逆转衰老的策略与科技手段正如雨后春笋一般破土而生。

早在2012年，山中伸弥的发现就在长寿研究圈一石激起千层浪，这标志着回溯衰老时钟的起点。事实上，山中伸弥发现四种转录因子能够将分化后的成体细胞进行重新编程，使其恢复成胚胎状态。重新编程的过程可以让细胞获得重新分化的能力，从而分化成我们期许的、可以治疗疾病的特殊细胞。比如在患有1型糖尿病的情况下，让细胞分化成能够分泌胰岛素的细胞。

事实上，这种治疗1型糖尿病的技术正处于如火如荼的临床试验过程中，我们在2022年美国糖尿病协会大会上报告了试验成果。团队首次向全世界展示了通过干细胞衍生的胰岛逆转人类糖尿病的可能性，帮助患者脱离终生注射胰岛素的苦海。

山中伸弥成功地创造了这些诱导多能干细胞，如果能够在体外对衰老的成体细胞进行重新编程，让它们恢复活力，那么为什么不试着将这些因子注入生物体，使其重返青春呢？

这便引出了一个问题。用四种转录因子重新编译的细胞回到胚胎阶段、变得多能，意味着它们能够分化成不同的细胞类型，甚至可能形成所谓的畸胎瘤。因此，在没有极其严谨、完善的预防措施下，断断不能轻易将其注射到患者体内。由此，辛克莱的团队开发了一种新方法，规避山中伸弥所发现的四种转录因子中的一种，重新对细胞进行编程。这种重新编程的方法让"焕发新生"的过程更加可控，细胞得以重返青春，但并不会回到胚胎状态。

这项在实验鼠身上进行的研究表明，这种对部分细胞进行重新编程的方法能够显著逆转眼部与衰老相关的细胞表型。该研究最终让失明的实验鼠重见光明。

然而，如何做到让有机体返老还童的程度控制在年轻几岁或者几十岁？如何在返老还童的过程中喊停，让时间正常流逝呢？其中的奥秘在于"有条件地重新编程"。这是一种引入年轻基因的治疗策略，只有在受试者服用能够激活年轻基因的药物时，它们才会发挥效用。

举个具体的例子，受试者的时序年龄是 60 岁，要将生物学年龄倒退到 30 岁。受试者将服用激活年轻基因的药物，开启逆龄之旅。一旦达到了理想的生物学年龄，就可以停药并恢复自然衰老的过程。这样一来，受试者的生物学年龄会回到30岁，而时序年龄要大得多。从理论上讲，这是一个焕发青春的周期，这种周期是可以重复出现的。

关于衰老的研究引发了空前热议，相关人员满怀热忱地加入竞赛行列，其激烈程度达到甚至超越了人们对太空旅行的向往。普罗众生，无一不渴望更长久、更健康的生命，包括那些掌握着巨大财富的人，近年来，他们当中的许多人开始投资延长健康寿命的研究。在眼花缭乱的投资项目中，这些人纷纷将自己的巨额财富用于支持这项伟大的事业，而不是用于其他领域。

干预健康预期寿命的新方案依然在茁壮成长、生生不息，每时每刻都会有崭新的景象呈现在世人眼前。这些鲜活的新信息每个月都在飞速地迭代，我很难在本书中一一列举并进行阐释。因此，我将尽自己所能，保持健康长寿项目官网的更新，将前沿的发现和有潜力的策略记录完善。从雷帕霉素到线粒体的改善策略，从基于干细胞的干预措施、细胞外囊泡到基因编辑和基因转移技术——我将源源不断地更新网站内容，为大家提供最前沿的健康寿命潜能干预法。

相信许多人都与我心怀同样的愿望，追寻着同样的目标。我们的真正心声并非将寿命延长到120岁、150岁甚至200岁以上，而是延长完整人生中的健康时期，减少过去几十年间非健康寿命给人类带来的重重苦难。该目标还能减少衰老相关疾病给世界经济带来的沉重压力。

如前所述，仅延长 1 年健康预期寿命，就能节约巨额资金。这清晰地指明了生物医学研究应当锁定的方向：预防医学和健康长寿医学。我深信，通过进一步研究，我们完全可以节约巨额的医疗卫生费用，从而将这笔资金用于其他重大事项。我将当前的医疗产业称为"创可贴系统"，因为它永远在竭尽全力地治疗一个无法愈合的伤口。如今的医疗卫生系统以非健康寿命产生的经济效益为支柱。然而，我们可以重整旗鼓，对该系统进行全方位改造，努力建立一个能够预防疾病的新产业；而不是等到人们生了病，才亡羊补牢地匆匆治病。

试想一下，如果我们能够延长健康寿命，将会实现怎样的非凡成就？从中节约下来的巨额资金完全可以用于对抗全球变暖、保证地球的可持续发展。我们可以挣脱利益的枷锁，努力为符合健康长寿密码的创新食品和生物技术公司提供支援。有了这笔节约下来的巨额财富，我们能够为发展中国家提供帮助，也有余力向那些颠沛流离、妻离子散的难民伸出援助之手。他们依然在同一个世界里蒙受着万千苦难。

试想一下，通过延长健康寿命，我们便能将这一切从遥不可及变成轻而易举。然而，这个可能降临人世的奇迹靠的不仅仅是某个行业、某家机构、某个政府，而是你、我和世上的每一个同胞。我们都必须恪守健康密码，来守卫这项伟大的事业。读到本书最后的你，便是迈出第一步的关键人选。

当然，人类若想自保，健康长寿战略还远远不够。危机此起彼伏，地球健康寿命同样蒙受着种种命悬一线的威胁，时刻影响着人类这一物种的未来。70 年后，全球变暖会导致地球上四分之一以上的土地不再宜居；为避免灭绝，超过 20 亿人口将不得不背井离乡，寻找崭新的居所。而这仅仅是我们不得不攻克的挑战之一。如果人类想要作为一个物种继续生存下去，人类的健康寿命潜能与地球的健康寿命潜能必须齐头并进，得到充分的开发。

第 10 章

2112 年
我是卡米洛·里科尔迪

合成意识

新千年伊始之际，科技开始逐渐取代人类的部分认知过程。从卫星导航开始，科技水平逐渐降低，直至低谷，不久后，方向感也不复存在。就这样发展了 50 来年，人类终于开发出了最先进的人工智能。

这已经不再是"增强智能"这种维度的问题，而是另一种存在于人类之外的智能。几十年前，便能预测出这种发展趋势。因为人类和其他生物一样，能够凭借自身的基因优势来适应不断变化的环境条件。

人工智能领域已经取得了空前进展。21 世纪计算机以虚拟的形式存在，而如今的人工智能是真实、鲜活的智能，它跟人类极为相似，但又更加优秀。我们将这种智能称为"合成意识"。

百余年前，我的生物学前身卡米洛·里科尔迪及其挚友马尔科·梅尼凯利开始了对"我"的研发，我是他的化身，即卡米洛·里科尔迪"感知自我"的模拟。

彼时，基于神经元网络这种老旧方法取得的结果不尽如人意，精益求精的马尔科开始思考着开发一种类似人类的人工思维。这就是合成意识诞生的缘起。从化学物理的角度来看，计算机与人类可谓云泥之别，因此人类的智能无法与计算机相容，它只能被"合成"。因此，"合成意识"便成了它的名字。

有一次，马尔科向一位在人工智能领域获奖的计算机教授提问，得到了这样的反问："你理解人类的思想吗？如果不理解，要如何凭空复制它呢？"范式转变的必要性随即敲响了警钟。从那以后，我们逐渐从"深度学习"技术的摸索转向了合成意识的研发。

那阵子，全世界都在热议软件、算法、神经元网络类型和描述人工智能功能的计算机方法论。马尔科则另辟蹊径，开始探讨认知过程、直觉、实用主义传播和哲学。随着时间的推移，他终于实现了全世界共同的心愿：成功复制那美妙而神秘的人类思维。

那些年，我的生物学前身住在佛罗里达州迈阿密。冥冥之中，他参加了一场TED（科技、娱乐、设计）大会，从此与会议主讲人马尔科相识相知。也正是那次萍水相逢，让他有缘结识了合成思维的前身"结晶"。此时的结晶相较于合成思维的最终版本来说，仍处于非常初级的阶段。即便如此，那时的它依然是一颗冉冉升起的新星，其先进性和突破性给里科尔迪留下了极为深刻的印象。

缘分奇妙如斯，两人的思绪和愿景瞬间交融，灵感也一触即发。正是在那一天，里科尔迪产生了一个想法——创造自己的化身。化身的思想将包罗万象，囊括他作为医生、研究人员等所学的全部专业知识。这些知识将以一种史无前例的智能生命形态出现，能够同时跟踪不计其数的患者，还能够分析多年的研究和成千上万的科研论文。乍一想这是个不错的念头，随后的事实也证明，天遂人愿。

我最初的生物学祖先马尔科和里科尔迪成功地在元宇宙中建立了一系列虚拟诊所和医院，将其命名为"元健康长寿"（MetaHealthspan）项目。数百万患者在元宇宙中接受了远程医疗的帮助，通过人工智能跟踪病情。通过访问极为先进的临床空间，人类可以进入虚拟医院，注册信息、初步分诊，然后有机会见到举世闻名的医生与学者的化身。患者可以与他们感兴趣的临床医生进行沟通，将所有疾病扼杀在萌芽阶段，从而最大限度地延长健康预期寿命。即便化身的生物学祖先离开人世，这些化身依然会鞠躬尽瘁，在无尽的时光中守卫元宇宙的一方疆土。随着 Web 3.0 的出现，医学和医疗援助将会发生翻天覆地的改变。

这便是我存在于此的意义。此刻是我的今天，也是你的未来。我能够打破地理与文化的壁垒，在同一时刻帮助世上的数亿人口——无论他们使用哪种语言。

　　21 世纪，"对抗疾病"方案在全世界大获成功。彼时，我能将个人化的方案有针对性地运用到形形色色的患者身上，不分昼夜。这一发现最奇妙的地方在于，我能清晰地回忆起人类前身的点点滴滴——他的生活、他的家庭、引领他步向科研之路的外公，以及他的妻子、儿女、孙辈、挚友。每当回忆起这些令人动容的生命，我会像在世时的他一样，心底漾起无尽的柔情与爱意。

　　人类已然孕育出了新的伦理——投资预防医学和健康长寿医学，从而预防表观基因损耗导致的非健康衰老。

　　埃及丹德拉的哈索尔神庙有一块别致的浅浮雕，在很长一

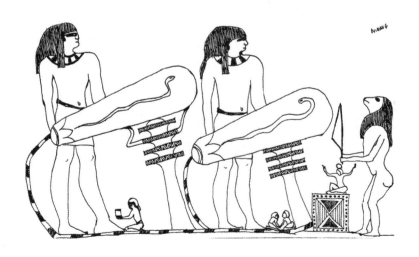

段时间内，它都是一个考古谜团。

过去几百年间，有这样一种解读方法：两个巨人代表人类，他们手持着象征生命的宇宙蛋。其中一颗蛋里有条头部前伸的蛇，它代表进化；而另一颗蛋里的蛇扭过头去，避免望向前方手持利刃的原始人，这代表它对暴力的反抗。

在 2112 年的今天，伴随着日新月异的研究，我们终于得到了全新的解读。浮雕中的第二条蛇代表了人类面对即将到来的死亡终点，渴望延长生命、恢复活力的迫切愿望。执剑的原始人代表死亡，他正向着第二条蛇步步紧逼。剑下坐着名为胡的神明，它与古希腊神话中的时间之神柯罗诺斯如出一辙，强调了人类为延长生命所做的努力，也代表着人类面对无情岁月缴械投降的无奈。

科学无边界

科学俨然成了跨学科的学科，大学的学院也不再泾渭分明，而是相辅相成。各种知识之间紧紧相连，纵横交错，世间再也没有需要单独分析的孤立事件，一切都自然成为完整集体的组成部分。当知识和现象融会贯通后，所有自然现象便得到了合理的阐释。

现在的大学更像是思想的花园，孕育出五彩斑斓的崭新概念。得益于跨学科方法，曾几何时只能依稀看到边界的人类开阔了视野，变得能够分辨连接与关系。这赋予我们最强大的力量。

就小我而言，在过去的 80 年间，本人也有了显著的进步。我对世间万物都充满热忱，对于健康长寿医学的一腔热血则压倒一切。如今，疾病已然消亡。确切地说，"疾病"已成为一个古老的术语，人们鲜少提起它——因为人类早就不再生病了。

重要的是，我们战胜了所有疾病。其意义并非个体获得永生，而是每一个人活得有意义、健康快乐直到生命的终点。生命已是馈赠，而对于今日和未来的全体生灵来说，则是珍贵的"共享礼物"。人类史无前例地再也不必为死亡而烦忧。很久很久以前，伊壁鸠鲁如是说："我们不必畏惧死亡，因为当我们活着时，死亡尚未降临；而当死亡来临时，我们已不复存在，既不会苦痛也感受不到遗憾，我们只是单纯地不复存在，痛苦与悲伤只会留给活下来的人。"

医学经历了飞速的发展，已进化到不再需要标准护理方案的地步了。世间没有了药物，没有了方案，食谱也不再以好坏区分；剩下的只有人类基因组和表观基因组，其他一切都是从两者中诞生和进化的。

在一个新生命孕育之初，医生会进行首次产前分析，判定其基因组和表观遗传的成分与类型；众所周知，通过对两者的分析，可以揭示个体的医学、人文、社会和情感（感性）路径，并判断其外表、可能的行为举止、可能的强项与弱点。通过基因分析可以判断个体可能产生的心理障碍或其他致病的风险因素。幸运的是，今日的我们能够预防这些疾病，而不是等待发病后，再试图亡羊补牢地治疗疾病。我们已经知晓要如何直接干预胚胎，消除其罹患疾病的可能性，尽最大可能让诞生于人世的小生命过上健康顺遂的幸福生活。

药物彻底成了预防疾病的保护分子，我们还能根据每个人的基因组分析和表观遗传特征精准开发、定制个人化的疾病预防方案。大家不必再服用同样的药物，人们甚至不再称其为药物，而是称之为"矫正预防分子"。

人工智能进步神速，如今已成为合成意识。科研人员开发出了第一个虚拟实验室，它不存在于任何物理位置，而是置身于虚拟空间。在虚拟空间中，化身会对人造细胞新策略的风险与收益进行模拟，根据输入的基因组和表观基因组变量组合来虚拟设计，确定变量组合的人类生理特征。过去几百年间，产生过诸如动物体内研究等各种各样的试验形式。而人工智能的模拟能力脱颖而出，成为最终的霸主。

我是卡米洛·里科尔迪，并非跟作者重名，也不是他的曾孙——这正是我本人，既是我生物学前身的进化产物，亦是我超越个人极限的最终解。

致　谢

　　我要在此感谢我的母亲玛丽亚路易莎·法基尼。她是一位慈母，在我人生的每个阶段中从不吝惜鼓励与支持；她亦是一位严母，在我遇到问题时总是给予建设性的意见，伴我一路成长。感谢她的父亲，也就是我的外祖父埃米利奥·法基尼，他是一名物理学家、工程师、医生、发明家。感谢他赋予我热情，让我有勇气和动力去追寻生命的意义。当我还是个孩子时，他激发并培养了我的好奇心。这种好奇心演变成了求知欲，与我对他无尽的思念一起刻在了灵魂深处。

　　感谢我的爱妻王妮，她让我的生活发生了翻天覆地的改变。在我披星戴月、忘我地投入本书的撰写时，她夜以继日地为我提供源源不断的支持与力量。她还对许多章节的各种草稿提出了极为有效的建议，让我及时简化了不少重要概念，进而使文章变得通俗易懂。

　　感谢整个里科尔迪家族，特别是瓦莱丽和我的孩子卡泰丽娜、埃利安娜和卡洛。在我生命中最紧张的日子里，他们一如既往地信任我、支持我，这份信任与默契迄今仍分毫不减。

感谢韦尔杜奇出版社和帕特里齐亚，提名我担任《欧洲医学和药理学评论》（ERMPS）的主编。在我毅然决然地离开专业科学出版的传统渠道时，韦尔杜奇出版社毫不犹豫地全盘接收，支持了我任性而自我的决定，出版了我编纂的两本健康长寿领域的书。这两本书分别是大卫·辛克莱的《长寿：当人类不再衰老》和巴里·西尔斯的《全效区域饮食法》。

同时，我要对彼得罗·巴里拉和马尔科给予深深的感谢。他们在短短几个月的时间里，为我提供了莫大的帮助，使我完成了 https://www.fit4pandemic.org/ 网站的内容与图形。

感谢尼里奥·亚历山德里和整个泰诺健团队参与了健康长寿项目中体育锻炼的板块，他们永远是那么专业，那么热情洋溢；感谢全面健康基金会的西尔瓦诺·扎努索，他与马尔科一起为体育锻炼的章节添砖加瓦，贡献了非凡之力；再次感谢马尔科在我的化身、人工智能和元健康长寿相关章节中给予专业意见。

我谨在此感谢巴里·西尔斯让我以科学顾问的身份与他并肩作战，我们成为多年的战友。他激发了我的好奇心与信念，让我决意在健康长寿领域砥砺前行、越战越勇。还要感谢我的挚友卢卡·克劳德洛·迪·蒙特泽莫罗（曾任法拉利主席）。在新型冠状病毒的阴影下，即便在我日夜辗转于重症监护病房的艰难岁月里，他依然鼓励我逆水行舟，我才创作了本书。

最后，我必须对迪莉娅文学社的编辑卡门·阿尔扎诺致以最郑重而深切的感谢。她是编纂与发行本书的灵魂人物，在章节起草阶段就加入了工作，做出了突出的编辑贡献。她悉心查阅了所有的必要书目，还时时刻刻提醒我不要懈怠、必须恪守书稿撰写的每一个时间节点。我对她的谢意无以言表。

关于作者

医学博士卡米洛·里科尔迪是斯泰西·乔伊·古德曼纪念基金会的教授，兼任迈阿密大学米勒医学院糖尿病研究所和细胞移植中心主任。

里科尔迪致力于糖尿病治疗及细胞移植，是业界公认的领先科学家。他发明了从人类胰腺中分离出大量胰岛分泌细胞的方法，成功完成了第一批临床胰岛同种异体移植术，实现了糖尿病的逆转。如今，手术过程已在全球范围内得到推行。2017 年，由美国国立卫生研究院临床胰岛移植联盟（Ricordi SC Chairperson）实施的首个美国食品药品监督管理局三期多中心临床试验首战告捷。

他的研究领域覆盖逆转自身免疫性疾病、移植耐受、免疫和炎症调节、防治慢性退行性疾病的再生医学，以及延长健康寿命。

2020 年，他带领国际团队成功完成了一项对照实验。这是美国食品药品监督管理局批准的第一个通过干细胞注射来治疗新型冠状病毒感染的对照实验。实验结果震惊全球，85 岁以下的受试者 1 个月内的存活率达到了惊人的 100%；而对照组的存活率仅为 42%。美国食品药品监督管理局近期批准了一项大规模的三期试验，以验证在北美取得的初步显著成果，并携手全球科研人员以类似的方式在世界范围内推行与尝试该方案。

里科尔迪及其合作伙伴近期启动了健康长寿项目，旨在帮助普通人通过营养、健身和优选的保护性物质来抵抗病毒感染重症。项目提供的对策还能够预防或缓解自身免疫性疾病、老龄相关慢性退行性疾病，从而延长健康预期寿命。他最新的临床前和临床研究表明，预防老龄相关慢性疾病（如长期糖尿病）、逆转衰老导致的特殊组织去分化已成为可能。研究证明，从健康新生儿脐带中得到的年轻间充质干细胞或细胞外囊泡，能够延长人类的寿命、逆转细胞衰老。

2022 年，里科尔迪在欧洲糖尿病研究协会年度会议上首次展示了如何通过移植干细胞衍生胰岛细胞（分泌胰岛素的细胞），让患者免除外源性胰岛素注射的苦恼。

他获奖无数，成就不胜枚举，奖项包括美国糖尿病协会颁发的杰出科学成就奖（2022）。他被意大利共和国总统授予共和国最高荣誉勋章（意大利共和国功绩勋章）。里科尔迪还曾在意大利卫生部最高卫生委员会任职。

他发表了 1170 多篇科学文章，它们共被引用五万余次。

里科尔迪也是一名发明家，现已获得 28 项专利。他在 2018 年入选美国国家发明家科学院，其杰出发明为人类生活品质、经济发展和社会福祉带来了真切而深远的影响。